Prof. Dr. Volker Pudel

Endlich frei von Diäten!

Prof. Dr. Volker Pudel

Endlich frei von Diäten!

Wie Sie dem Teufelskreis der Schlankheitskuren entkommen
und endlich dauerhaft abnehmen

Knaur

Der Autor
Prof. Dr. Volker Pudel ist Deutschlands bekanntester Ernährungsexperte. Er entwickelte u.a. die »Pfundskur« und die »Bild«-Aktion »Gesund und für immer schlank« und ist durch zahlreiche TV-Auftritte und Publikationen einem großen Publikum bekannt. Mit diesem Buch kehrt er zu seinem wissenschaftlichen Kerngebiet, der Ernährungspsychologie, zurück.

Bibliografische Information der Deutschen Bibliothek
Die Deutsche Bibliothek verzeichnet diese Publikation in der Deutschen Nationalbibliografie; detaillierte bibliografische Daten sind im Internet über http://dnb.ddb.de abrufbar.

Wichtiger Hinweis
Die im Buch veröffentlichten Ratschläge wurden mit größter Sorgfalt von Verfasser und Verlag erarbeitet und geprüft. Eine Garantie kann jedoch nicht übernommen werden. Ebenso ist eine Haftung des Verfassers bzw. des Verlages und seiner Beauftragten für Personen-, Sach- oder Vermögensschäden ausgeschlossen.

Besuchen Sie uns im Internet:
www.knaur.de

Projektleitung: Caroline Colsman
Redaktion: Christopher Hammond, München
Umschlagkonzeption: ZERO-Werbeagentur, München
Umschlagfoto: Frank Nikolaus
Satz: DTP im Verlag
Herstellung: Karin Kristen
Druck und Bindung: Clausen & Bosse, Leck
ISBN 3-426-66715-0

Inhalt

Liebe Leserin, lieber Leser,

als Nahrung noch ein knappes Geschenk der Natur war und keine beliebige, in rauen Mengen verfügbare Discountware, da freuten sich unsere Vorfahren immer, wenn sie auf etwas Essbares stießen. Sie sehnten sich danach, abends nicht mit knurrendem Magen einschlafen zu müssen. Jahrtausende lang mühte sich der Mensch, um das Ideal vom Schlaraffenland, dem Land, in dem Milch und Honig fließen, zu erreichen.

Erst seit 50 Jahren ist für einen Teil der Welt dieser Traum vom Schlaraffenland »Realität« geworden. Für viele ist es aber leider ein Albtraum, denn sie plagen sich mit der Angst vor Kalorien, Süßhunger, Übergewicht, Zuckerkrankheit, Herzproblemen und Essstörungen. Aber es stimmt noch mehr nicht im Schlaraffenland: Starb man früher des Hungers, so rafft heute der Überfluss die Wohlstandsmenschen mit Herzinfarkt und Schlaganfall dahin.

Der Grund dafür ist schnell erklärt. Von der Steinzeit über das Mittelalter bis in dieses Jahrhundert haben sich die »Programmierer der Natur«, die man als die »biologische Evolutionsschmiede« bezeichnet, größte Mühe gegeben, dem Menschen eine wirkungsvolle Software in ihre »Gene« zu schreiben. Diese macht ihn widerstandsfähig gegen Nahrungsknappheit. Denn eine Missernte sollte nicht gleich die ganze Bevölkerung umbringen. Ein kluges Fettspeicherprogramm wurde »erfunden«, um mit jedem Gramm Fett auf den Hüften gut neun Kilokalorien für Notzeiten zu speichern. Ein geniales Überlebensprogramm im Mangel. Denn die Menschheit lebte tatsächlich mehr schlecht als recht.

Heute aber kommt die Pizza per »Flitzer«, Sonderangebote brechen die Preise und Tiefkühltruhen sorgen auch nachts für Vorrat. Eine Kalorie Fett kostet kaum mehr als ein zehntel Cent. Für die hungrigen Menschen der Vergangenheit wären es selige Zeiten, in denen sie voll »auftanken« könnten, um sechs Monate Notzeit zu überstehen. Wir »Jetztmenschen« sind aber satt und tanken dennoch auf, weil wir noch immer auf Notzeiten programmiert sind. Unsere »Software« ist überfordert, also spielt der Stoffwechsel verrückt. Der Blutzucker entgleist ebenso wie die Figur, die Blutfettwerte steigen und die Harnsäure knirscht in den Gelenken. Der Wohlstand rächt sich, denn er ist im perfekten Programm der Evolution nicht vorgesehen.

Vorwort

Wer sich eines der unzähligen Diätbücher kauft, um sein Übergewicht zu bekämpfen, erhält zwar zumeist jede Menge Rezepte, einen Kalorienplaner und viele Tipps, wie man mit seinem Hunger besser umgeht. Doch sollten diese Titel fürs Wenigessen besser den Bücherschrank schmücken als die Küche, da sie sich als geheime Dickmacher entpuppt haben. Wenig zu essen, erinnert den Körper nämlich an Notzeiten. Und damit kann er blendend umgehen, ohne zu verhungern.

Wer dagegen intuitiv isst und denkt, das sei der richtige Ansatz, liegt ebenso falsch und wird kräftig ansetzen. Zur Jahrtausendwende ist der kluge Kopf gefragt, um die uralte Software vergangener Jahrtausende, die immer »essen, essen, essen« flüstert, zu korrigieren. Schade, dass wir Menschen nicht einfach in einen Gentech-Supermarkt gehen können, um eine »Wohlstandssoftware« für ein spontanes Essleben im Schlaraffenland zu laden. Aber diesen Download kann nicht einmal Bill Gates anbieten.

Mit dem vorliegenden Buch möchte ich Sie umfassend zum Thema Ernährung informieren und Ihnen Tipps und Ratschläge geben, wie Sie im »Schlaraffenland« gut und richtig essen, gesund bleiben und eine gute Figur machen. »Endlich frei von Diäten«, räumt mit den Diätlügen auf und verspricht eine neue Lebensqualität mit höchstem Essgenuss, ausreichender Sättigung und einem Spiegelbild, das Ihnen gefällt.

Ich wünsche Ihnen einen guten Leseappetit!

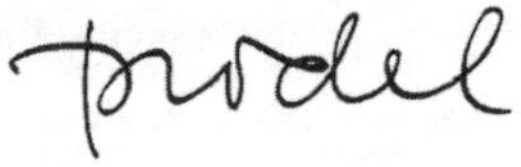

Prof. Dr. Volker Pudel
Göttingen, im Herbst 2002

Einführung

Übergewicht wird verschieden erlebt: auf der Waage, aber auch im Kopf. Gerade Frauen vergleichen ihre Figur oft mit den mageren Silhouetten der Models aus den Modezeitschriften. Sie fühlen sich übergewichtig, obschon sie eigentlich perfektes Normalgewicht haben. Daher möchte ich mit einer Fallgeschichte beginnen. Sie zeigt deutlich, wie schrecklich der Versuch schlank zu werden oder zu bleiben enden kann, wenn der Kopf sich nur noch mit dem Körpergewicht beschäftigt. Vor allem wenn man mit ungeeigneten Methoden versucht, das Gewicht »in den Griff« zu bekommen, hat das schlimme Folgen, denn der Körper wird letztlich gezwungen, Gegenmaßnahmen zu ergreifen, um dem »Schlankheitstod« vorzubeugen. Echtes Übergewicht ist ein gesundheitlicher Risikofaktor, aber auch das zu strenge, und vor allem unnatürliche Vorgehen gegen subjektives Übergewicht ist ein Risiko – nicht nur für den Körper, sondern auch für die Seele.

Der Fall Maren K.

Sie war am Ende ihrer Kräfte. Körperlich und seelisch. Sie schloss die Toilettentür, ging ins Wohnzimmer und ließ sich erschöpft in einen Sessel fallen. »Wie konnte es soweit kommen«, schoss es ihr durch den Kopf. Sie war doch eigentlich eine attraktive Frau, Mitte 20, und zudem als Bankkauffrau beruflich sehr erfolgreich. Das Abitur hatte sie mit der Durchschnittsnote 1,2 perfekt hingelegt. Die Banklehre absolvierte sie »mit links«. Nein, Leistung ist nicht ihr Problem. Maren K. kann arbeiten, sie kann sich konzentrieren, sie ist intelligent.

Doch jetzt spielt sich ihr Leben zwischen Küche und Toilette ab. Sie erlebt sich wie eine Gefangene, die zwar jeden Morgen die Bank betritt, aber in Gedanken bereits wieder zu Hause ist. Der Kühlschrank ist prall gefüllt mit Lebensmitteln, die Maren normalerweise nie essen würde. Eiscreme im Familienpack, Pommes frites, Salate mit Mayonnaisedressings, Dickmilch, Sahnejoghurts und vieles mehr.

»Ich bin viel zu dick«

In Marens Kopf geht es nur um ein Thema. Immer wieder die gleichen Gedanken, die ihr Angst machen. Maren (Konfektionsgröße 36) fühlt sich, auch wenn sie nicht

in den Spiegel schaut, »viel zu dick«. Und das Wort »Diät« in all seinen Variationen kennt sie in- und auswendig: Eier-Diät, Brot-Diät, Diät-Kost, Diät-Plan und viele, viele mehr.
Mit dreizehn, in der Pubertät, war sie durchaus etwas pummelig. Das ist der Pubertätsspeck, beruhigte sie ihre Mutter, der Diäten nicht ganz fremd waren. Maren müsse da durch, und solle einfach abwarten. Doch alle ihre Freundinnen waren viel schlanker. Und erst die Models in der Werbung, in den Zeitschriften und in den Filmen. Als ihre beste, gertenschlanke Freundin stolz erzählte, dass sie mit der Trennkost schon zwei Kilogramm abgenommen habe, da kopierte sich Maren alle Pläne und begann zum ersten Mal in ihrem Leben darauf zu achten, was sie aß. Strikt wurden kohlenhydrathaltige Lebensmittel von eiweißreichen getrennt – und Maren nahm in vier Wochen drei Kilogramm ab.
Ihre Mutter reagierte zunächst empört, war dann aber eher beunruhigt. Doch Maren empfand ihren Erfolg als große Bestätigung. Sie richtete sich bald kaum noch nach der Trennkost. Aber sie mied alles, was nach Kalorien aussah. So nahm sie weiter ab – bis sie schließlich gerade noch 50 Kilogramm wog. Zum Abiturball kaufte sie sich ein superenges, langes, rotes Kleid. Sie hatte erreicht, was sie sich jahrelang gewünscht hatte: Sie war schlank und attraktiv.

Großalarm wegen 200 Gramm

Einige Jahre später sorgt bei Maren der morgendliche Gang auf die Waage für Spannung, sogar für ein wenig Angst. Längst hatte Maren dafür gesorgt, dass eine elektronische Körperwaage im Badezimmer steht, die das Gewicht auf 100 Gramm genau anzeigt. Heute sind es 50,2 kg. Die 200 Gramm über der selbst gesetzten Schallmauer lassen bei Maren alle Alarmsirenen schrillen. Das Frühstück muss wieder ausfallen. Als »Verpflegung« für den Arbeitstag werden zwei Scheiben Knäckebrot und ein Apfel eingepackt.
Maren hat einen festen Freund – Karsten. Die tolle Beziehung ist der Lohn für ihre karge Kost bei Tisch – da ist sie sich sicher. Heute abend hat Karsten Maren zum Essen eingeladen – ins beste Restaurant der Stadt. Karsten ahnt nicht, dass dieses Geschenk für seine Freundin ein wahrer Alptraum ist. Der Ober reicht die Karten. Vorspeisen, Zwischen- und Hauptgerichte, Nachspeisen. Maren möchte am liebsten nur

einen Salat essen, doch Karsten besteht als stolzer Gastgeber darauf, dass heute »richtig« gegessen wird, denn schließlich habe die Küche zwei Sterne.
Salat mit Krabben als Vorspeise, da stimmt Marens Welt noch. Doch dann wählt Karsten, weil Maren zögert, als Hauptgang das mit Pfifferlingen gefüllte Chateaubriand, dazu Sauce Béarnaise, Pommes dauphin und buntes Gemüse. Der Kellner legt vor, man sagt »Guten Appetit« und für Maren beginnt die Hölle. Obwohl es ihr richtig gut schmeckt, isst Sie langsam, versucht, sich um die Sauce Béarnaise zu drücken. Die Angst wird immer deutlicher. »Das gibt mindestens ein Kilo«, befürchtet sie und lächelt Karsten zu, doch im Inneren ist ihr überhaupt nicht zum Lachen.

Kalorien sind eine Bedrohung

Schon kommt der Kellner mit der Dessertkarte, die Karsten freudig entgegennimmt. »Bis gleich«, murmelt Maren und verschwindet in Richtung Toilette. Zum ersten Mal in ihrem Leben eilt sie dorthin, um sich von ihrer Angst zu befreien. »Wie werde ich die Kalorien wieder los«, das ist ihr einziger Gedanke. Es ist ungewohnt, den Finger in den Hals zu stecken, es aktiviert das schlechte Gewissen, erzeugt Ekel und bedeutet, etwas Verbotenes zu tun. Doch als sie die von ihr gefürchteten »Kalorien« wegspült, fühlt sie sich erleichtert und befreit.
Schnell fährt sie mit dem Lippenstift über ihren Mund, wäscht kurz die Hände und kehrt zu Karsten zurück. »Entschuldigung, aber ich musste mal eben wirklich dringend«, flüstert sie Karsten zu, der sie jetzt zu einer schönen Portion Mousse au Chocolate einladen möchte.
Unter anderem wegen Marens seltsamen Verhalten bei gemeinsamen Essen gerät ihre Beziehung mit Karsten in eine Krise und zerbricht schließlich. Maren hat sich in dieser Zeit etwas »gehen lassen« und ist inzwischen knapp 52 Kilogramm schwer. Sie schleppt sich mit FdH, dann mit Mayo-Diät und Eier-Diät durch die Wochen. Abends, allein zu Hause, sitzt sie vor dem Fernseher. Das Programm langweilt sie. Ihr geht es nicht gut. Sie läuft durch die Wohnung. Weiß nichts mit sich anzufangen. Stress kommt auf. Sie geht – ohne es zu wollen – in die Küche, öffnet einen Schrank. Wie benommen nascht sie ein Stückchen Schokolade, dann den Riegel und schließlich ist die ganze Tafel verzehrt. Dann leert sie eine Familienpackung Eiscreme. Sie isst gegen die Angst und erleidet ihre erste Fressattacke.

Was im Restaurant mit einigem Ekel behaftet war, ist in der eigenen Wohnung viel einfacher. Die Kalorien, die sie bei der Fressattacke aufnimmt, werden durch das selbst herbeigeführte Erbrechen »unschädlich« gemacht. Das beruhigt und lässt einen gewissen Genuss am wahllosen, unkontrollierten Essen zu. Maren entwickelt so innerhalb von Wochen eine Essstörung, die als Bulimia nervosa, umgangssprachlich Ess-Brech-Sucht, bezeichnet wird.
Je intensiver Maren aber versucht, durch eisernen Kalorienverzicht ihr Körpergewicht unter die 50-Kilo-Grenze zu drücken, umso häufiger erlebt sie – zumeist abends – einen unwiderstehlichen Drang zu essen. Und sie wählt dann gerade jene Lebensmittel, die sie »normalerweise« wegen des hohen Kaloriengehaltes nie essen würde. »Wirklich, Pommes oder Eiscreme würde ich nie essen – die fresse ich«, betont Maren später.

Essattacken machen einsam

Seit mindestens sieben Jahren und noch heute kämpft Maren so mit ihrer Figur, ihrem Gewicht und ihren Essattacken. Sie hat kaum noch Freundinnen und Freunde. Inzwischen versucht sie, von ihren »schrecklichen« 53 Kilo herunterzukommen, die sie so »dick« machen. Inzwischen ahnt sie aber auch, dass ihr Leben so nicht weitergehen kann. Den Abend blockieren die Fressattacken, mit Freunden auszugehen ist undenkbar geworden. Tagsüber blockieren die Gedanken ans Essen bzw. Nicht-Essen ihre Konzentration. Nur in der Bank erlebt sie noch Kontakte zu anderen Menschen. Doch auch diese Zeit ist überlagert von dem irrealen Wunsch, endlich schlank zu werden und zu bleiben. Selbst ihr finanzieller Spielraum ist eng geworden, denn die abendlichen Fressattacken kosten viel Geld.

Maren ist kein Einzelfall

Maren K. ist einer von Millionen Menschen in Deutschland, die unter ihrem Essverhalten leiden. Die eine Diät nach der anderen ausprobieren, um endlich das Glück von dauerhafter Schlankheit zu erleben. Die verspürt haben, dass mit Kalorienangst und Hungerfrust zwar kurzfristige Erfolge auf der Waage zu erzielen sind, sich diese aber über kurz oder lang zu Übergewicht oder Essstörungen auswachsen.

Maren K. ist eine Frau. Aber es gibt auch immer mehr Männer, die von den omnipräsenten durchtrainierten Models verunsichert sind und (neben Fitnessanstrengungen) mit Kalorienverzicht und Hungern versuchen, ihren Body zu stylen. Die Diätfalle ist in Deutschland zugeschnappt. 16 Millionen Bürgerinnen und Bürger sind behandlungsbedürftig übergewichtig – und ganz sicher haben sie alle mindestens eine Diät hinter sich. Hunderttausende leiden unter Essstörungen, und auch sie sind bestens mit Diäten vertraut, da diese die Basis für ihre Essstörungen gelegt haben. Solange immer noch Diäten als Heilmittel gegen Übergewicht oder als Patent für die Wunschfigur propagiert werden, solange steigt in Deutschland sowohl die Zahl der Übergewichtigen als auch die der Menschen mit Essstörungen an.
Jene Zeitgenossen, die normalgewichtig sind und ihre Figur akzeptieren, essen »modern« – also dem aktuellen Nahrungsangebot entsprechend – und bewegen sich ausreichend. Sie vereint, dass sie noch nie in ihrem Leben eine Diät gemacht haben. Sie sind aber zu einer Minderheit geworden.

Machen Diäten dick?

Machen Diäten dick? Das wurde schon vor einigen Jahren gefragt. Doch heute wissen wir, dass Diäten wirklich dick machen und auch, warum sie dick machen und Essstörungen fördern. Wir wollen mit diesem Buch gemeinsam klären, ob Deutschland heute schlanker wäre, wenn die Diätfalle nicht zugeschnappt wäre. Denn es ist doch wirklich paradox, wenn das angebliche Patentrezept gegen Übergewicht letztendlich zum Übergewicht führt.
Aber wir wissen auch – und das ist ganz wichtig – wie der moderne Menschen essen und trinken kann, ohne Pfunde zuzulegen oder in Essstörungen abzugleiten. Die Forschung hat 50 Jahre lang das angenehme Leben im »Schlaraffenland« und seine unangenehmen Folgen beobachtet, Studien und Experimente durchgeführt. Was einst so logisch aussah – »Übergewichtige essen zuviel, sie müssen weniger essen!« – hat sich ins Gegenteil verkehrt. Richtig ist vielmehr die Aussage: »Übergewichtige essen zu wenig. Wer abnehmen will, muss mehr essen!« Den tieferen Sinn dieser aufregenden und etwas verwirrenden Botschaft werden Sie schon sehr bald nachvollziehen können.

Essen ist Lebensqualität

Für die Lektüre dieses Buches verspreche ich Ihnen, dass ich Ihnen nicht den Appetit verderben möchte. Denn wer die Lust aufs Essen verliert, büßt viel von seiner Lebensqualität ein. Vielmehr will ich Ihnen Appetit machen, damit Sie zu einem modernen Feinschmecker werden, der mit Lust all das genießt, was Supermarkt, Küche und Restaurants bereit halten, um eine »gute Figur« zu machen. Dabei steht ein nachdenkenswerter Satz über allem:

Es ist verboten, sich ein Lebensmittel oder eine Speise zu verbieten.

Übergewichtige verbieten sich meist alles, worauf sie Appetit haben. Und Essgestörte gehen auch nicht anders mit ihren Essgelüsten um. Irgendwie muss das gestörte Essverhalten doch etwas mit diesen strikten Verboten zu tun haben.

Am Anfang stand der Kummerspeck

Es war am 23. August 1967 – also vor gut 30 Jahren –, als ich im achten Semester meines Psychologiestudiums ins Klinikum der Universität Göttingen ging. Der Direktor, Professor Joachim-Ernst Meyer, hatte im Psychologischen Institut angerufen, weil er eine Diplomarbeit vergeben wollte. Da ich gerade mein klinisches Praktikum absolvierte, war ich im Hochsommer bei 30 °C so ziemlich der einzig verfügbare Student. Weil ich noch kein Thema für meine Diplomarbeit hatte, kam der Anruf wie gerufen – und veränderte mein Leben.

»Mich interessiert«, so Psychiater Meyer, »was es mit dem Kummerspeck gerade bei depressiven Patienten auf sich hat. Gibt es den wirklich, oder reden die sich damit heraus? Ich war soeben in Philadelphia bei Professor Stunkard und habe einen Fütterautomaten gesehen. Damit müsste sich das doch untersuchen lassen.«

Meine Begeisterung war nicht gerade groß, denn mit Ernährung, Kalorien und Kummerspeck hatte ich mich im Psychologiestudium noch nicht beschäftigt. Da ich gerne koche, war mir das Thema Essen natürlich viel vertrauter als das Thema Ernährung. Professor Meyer ahnte damals sicher nicht, dass er die Weichen für mein Berufsleben entscheidend gestellt hatte, als er mir – was normalerweise ganz unüblich war – ein kleines Monatsgehalt in Aussicht stellte, wenn ich mich für dieses Thema interessieren würde.

Den Abend verbrachten meine Frau und ich damit, uns die Zeichnungen der Füttermaschine anzusehen und Pläne zu schmieden, wie ich den Kummerspeck und seine Entstehung denn untersuchen könnte.

Eine ganz neue Einrichtung – das Esslabor

In der Psychiatrischen Klinik der Universität Göttingen wurden 1968 dann die »Arbeitsgruppe für Ernährungsforschung« und ein »Esslabor« eingerichtet. Die Füttermaschine war inzwischen nachgebaut worden. Ein im Grunde einfaches Gerät: Aus einer Wand kommt ein Kunststoffschlauch mit einem Mundstück, aus dem meine Versuchspersonen flüssige Nahrung, eine Art Astronautenkost, saugen konnten. Unsichtbar für meine »Tischgäste« blieb hinter der Wand der Vorratsbehälter mit einer

Messapparatur, so konnten sie nicht beobachten, wie viel Nahrung sie aufnahmen. Natürlich wurde jeder Kubikzentimeter gemessen und aufgezeichnet.

Die Versuche beginnen

Für die Untersuchungsreihen zum Kummerspeck war ich als Psychologe gefordert, denn irgendwie musste ich den Versuchspersonen ja »Kummer« bereiten, um zu erkennen, wie ihr Appetit dadurch beeinflusst würde. Wer Misserfolg erlebt, leidet auch an Kummer. Darum habe ich eine Aufgabe erfunden, die leicht aussieht, aber nicht lösbar ist. Nachdem meine Versuchspersonen einige Tage zum Frühstück oder Mittagessen ins Esslabor gekommen waren, erklärte ich ihnen, dass an diesem Tag vor dem Essen ein Intelligenztest durchgeführt würde. Ich setzte mich im weißem Kittel zu ihnen und legte das Formular »Quadrat-Intelligenztest« sowie eine Stoppuhr auf den Tisch. Dann holte ich vier gleiche Kunststoffstücke aus der Kitteltasche und bat die Versuchsperson, daraus ein Quadrat zu legen. Die Stoppuhr lief, und die armen Versuchspersonen mühten sich redlich, möglichst rasch die Lösung zu finden – was natürlich nicht funktionieren konnte. Nach 60 Sekunden brach ich den »Test« mit den Worten ab: »Das gelingt Ihnen offenbar nicht. Dann essen Sie jetzt erst einmal. Wir wiederholen den Test, wenn Sie satt sind.«

Kummerspeck gibt es tatsächlich

Das war schon eine harte Situation für meine Probanden, die erheblich unter Stress gerieten, weil sie diese scheinbar einfache Aufgabe nicht lösen konnten. Erstaunt beobachtete ich dann die Messapparatur, die an diesem besonderen »Stresstag« völlig andere Werte anzeigte als gewöhnlich. Es gibt Menschen, die auf Stress mit Appetitminderung reagieren, manche essen unbeeinflusst wie an stressfreien Tagen, aber einige lassen auch einen deutlich gesteigerten Appetit erkennen.
Natürlich wurden alle Versuchspersonen nach dem Essen liebevoll aufgeklärt, und über den Sinn dieser unlösbaren Aufgabe informiert – was manchmal viel Zeit in Anspruch nahm, denn das vermeintliche »Unvermögen« hatte einen nachhaltigen Eindruck hinterlassen.

An eine der Versuchspersonen kann ich mich noch gut erinnern. Sie war sichtlich betroffen, dass ihr die Lösung nicht gelang. Während des Essens malte sie auf ihrer Serviette die vier Flächen nach (was ich durch einen einseitig durchsichtigen Spiegel beobachten konnte). Sie versuchte offenbar auf diesem Weg die Lösung zu finden. Als ich nach dem Essen wieder zu ihr kam, entschuldigte sie sich, dass sie das Essen ganz vergessen habe, denn die Aufgabe habe sie sehr irritiert. Die Messapparatur zeigte jedoch an, dass diese Versuchsperson, ohne es zu bemerken, tatsächlich fast zwei Liter Flüssignahrung getrunken hatte – viermal mehr als an stressfreien Tagen!

Die weiblichen Versuchspersonen reagierten fünfmal häufiger als die männlichen mit einer Appetitsteigerung auf Stress. Gut ein Drittel aller Frauen erlebten durch Stress ein gesteigertes Bedürfnis zu essen. Damit hatte ich die mir gestellte Frage beantwortet: Der Kummerspeck ist keine Ausrede, sondern es gibt ihn tatsächlich. Allerdings viel häufiger bei Frauen als bei Männern.

Was diese Untersuchung allerdings nicht klären konnte war die Frage, wie dieses stressbedingte Essen entsteht. In der Tat ist die Antwort auf diese Frage viel schwieriger zu finden als den Nachweis zu führen, dass Stress tatsächlich zum Essen anregt. Ich will es gleich vorweg sagen: Bis heute gibt es auf diese Frage keine wissenschaftlich abgesicherte Antwort. Aber einige Vermutungen haben wir schon.

Eine weitere interessante Untersuchung zum Kummerspeck

Mein Mitarbeiter Friedhelm Jung, ebenfalls Psychologe, hat einige Zeit später vergleichbare Untersuchungen mit Kindergartenkindern durchgeführt. Statt des »Quadrat-Intelligenztests« wurde ein für die Altersgruppe geeigneterer Test entwickelt, um Stress zu erzeugen. Der Untersuchungsleiter benutzte einen Farbwürfel, um mit dem Kind ein Glücksspiel zu machen. Die Spielregel bescherte dem Kind immer dann einen Modelleisenbahnwagen, wenn sein Würfel nicht die rote Seite zeigte. So gewann jedes Kind eine Reihe von Eisenbahnwagen, bis der Untersuchungsleiter unbemerkt den Würfel gegen einen Schwerpunktwürfel austauschte, der immer »rot« anzeigte. Damit verlor das Kind dann in kurzer Zeit alle seine Eisenbahnwagen wieder. Danach wurde es zum Essen an der Füttermaschine gebeten.

Die Ergebnisse dieser Studie waren eindeutig und überraschend zugleich. Nahezu alle Kindern zwischen vier und sechs Jahren reagierten auf den Stress mit einer deutlichen Verzögerung der Essenszeit und einer Verringerung der Essensmenge. Die stressbedingte Steigerung des Appetits konnten wir bei keinem dieser Kinder feststellen. Nur bei zwei siebenjährigen Mädchen zeigte sich eine leichte Tendenz zur Appetitsteigerung. Offenbar entwickelt sich die Neigung zum Kummerspeck erst mit den Lebensjahren und wird nicht in die Wiege gelegt.

Unbehagen wird oft als Hunger erlebt

Heißhunger, aber auch Süßhunger, ausgelöst durch Stresserleben, sind bei Erwachsenen mit die häufigsten Störungen im Essverhalten – das wird in repräsentativen Befragungen immer wieder festgestellt, obwohl auch hier die Ursachen nicht geklärt sind. Wir sind daher 1984 mit einer großen Befragung von 2900 Familien mit Kindern der Frage nachgegangen, ob Kinder, die von ihren Müttern mit Süßigkeiten »getröstet« werden, eher zu Übergewicht neigen. Hilde Bruch, eine renommierte Kinderärztin, hatte in ihren Büchern Mütter immer davor gewarnt, ihre Kinder bei jedem Auftreten von Unbehagen im wahrsten Sinne des Wortes »abzuspeisen«. Dann nämlich könne das Kind nicht lernen, die verschiedenen Formen des Unwohlseins zu unterscheiden, wodurch jedes Missbehagen (und nicht nur Hunger) mit dem Verlangen nach Nahrungsaufnahme erlebt werde.
Unsere repräsentative Befragung konnte die These von Hilde Bruch leider nicht bestätigen. In der Tat, viele Mütter trösten ihr Kind mit einem Stückchen Schokolade, wenn es hingefallen ist, versuchen, mit einem Bonbon die Traurigkeit ihres Kindes aufzuhellen oder servieren eine extra große Portion Schokoladenpudding, wenn sich ihr Kind über den Lehrer geärgert hat. Doch zwischen jenen Kindern, die solchen mütterlichen Nahrungstrost erhalten und jenen, die nicht mit Nahrung, sondern mit Zuspruch getröstet werden, gab es keinerlei Unterschiede im Körpergewicht.
So sind die Ursprünge des Stresshungers immer noch weitgehend ungeklärt. Doch wir werden uns in Kapitel »Wenn die Seele hungert« ab Seite 65 nochmals eingehend mit dem Kummerspeck beschäftigen.

Essen ist ein aufregendes Thema

Ich will Ihnen noch rasch erzählen, warum ich heute – nach über 30 Jahren – noch in Göttingen bin, immer noch Studien im Esslabor durchführe und mich intensiv mit Übergewicht und Essstörungen befasse.

Die Psychologie von Essen und Trinken ist ein aufregendes Thema. Denn Essen und Trinken sind die häufigsten menschlichen Verhaltensweisen. Jeder hat Erfahrung damit, jeder kann mitreden. Und doch wissen wir relativ wenig darüber, wie unsere Lebensmittel- und Speisenvorlieben entstehen, wie Appetit, Hunger oder Sättigung im Körper reguliert werden oder welchen Einfluss die Gene für die Steuerung der Nahrungsaufnahme oder auf das Körpergewicht haben. Gerade dazu wurden erst in den letzten Jahren wesentliche Erkenntnisse gewonnen.

Wenn wir etwas blind verkosten, also nicht sehen und erkennen können, was wir essen oder trinken, dann wird schnell klar, wie wenig Menschen eigentlich mit ihrer Zunge schmecken oder mit ihrer Nase riechen können. Sie werden es nicht glauben, aber im Blindtest passiert es, dass Rum für Cognac gehalten wird, Weißwein von Rotwein nicht unterschieden oder von Übergewichtigen zwischen Süßstoff und Zucker kein Unterschied festgestellt wird. Dagegen können Packungsaufschriften wie »frei von Farbstoff« oder »mit Ascorbinsäure« die Geschmackswahrnehmung erheblich verändern, auch wenn immer der identische Pudding verkostet wird. Farbstoffe und Aromen, die z. B. bei der Götterspeise gegeneinander vertauscht werden, beeinflussen die Wahrnehmung unterschiedlich: Übergewichtige »schmecken« eher nach der Farbe, Normalgewichtige »schmecken« eher das Aroma. Sie sehen: Essen und Trinken haben wahrlich sehr viel mit Psychologie zu tun.

Wirkt Wissen auf das Verhalten?

Meine ersten Gruppen mit übergewichtigen Patienten haben mich schlau gemacht. Als ich 1967 mit meiner Diplomarbeit begann, wusste ich gerade einmal, was Kalorien oder bestenfalls Vitamine sind. Von essenziellen Wirkstoffen, antioxidativen Vitaminen oder Eicosapentaensäure hatte ich noch nichts gehört. Doch das änderte sich schnell, denn meine übergewichtigen Gruppenteilnehmer, meist Frauen, waren meine besten Lehrmeister. »Bringe all das Wissen, das 15 Gruppenteilnehmerinnen haben, zusammen«, so habe ich schon häufig gedacht, »dann wird das eine fundierte Broschüre über alle wichtigen Ernährungsfragen.« Allerdings auch mit einigen Fehlern, die – wie wir heute wissen – die Fachexperten damals in Umlauf gebracht haben.

Nur eines, habe ich mich immer gefragt: »Wenn die so viel wissen, warum sind die eigentlich übergewichtig?« Heute kann ich diese Frage gut beantworten, denn Normalgewicht hat nichts mit Wissen, und Übergewicht nichts mit Unwissen zu tun. Essen und Trinken sind vor allem gefühlsgesteuerte Verhaltensweisen, die sich nur schwer rational steuern lassen. Schon vor Jahren hat Professor Claus Leitzmann an der Universität Gießen das Ernährungsverhalten von Studenten verschiedener Fachrichtungen untersucht. Das Fazit seiner Studie: »Die Hypothese, dass sich Studenten der Ernährungswissenschaft anders ernähren als Studenten anderer Fakultäten, diese Hypothese konnte nicht bestätigt werden.«

Darum halten Sie auch kein Buch mit Ernährungswissen in Ihren Händen. Zwar werden Sie eine Menge lernen, aber wichtiger noch ist, dass ich Sie motivieren kann, mit einem Training Ihres Essverhaltens zu beginnen. Essen und Trinken müssen nämlich gelernt werden. Das ist ein Prozess, der einige Monate dauern kann, bis sich die neuen Verhaltensweisen eingeschliffen haben. Es ist ein bisschen wie beim Sport. Die Regeln für Tennis kann ich Ihnen schnell erklären, aber Tennisspielen kann ich Ihnen als Buchautor unmöglich beibringen. Dazu müssten wir zusammen auf den Tennisplatz gehen, Schläger und Ball dabei haben, um dann gemeinsam zu trainieren.

Als Trainer für Ihr Essverhalten werde ich Ihnen Tipps geben und Vorschläge machen, die Sie dann in Ihrem Lebensalltag in die Tat umsetzen können. So gesehen bin ich höchstens Ihr Co-Trainer, denn Ihr eigener Trainer, das sind Sie selbst.

Der Jahrhundertirrtum

Mit dem Aufkommen des Wirtschaftswunders entdeckten die Deutschen ihre Esslust, die im kargen Angebot der Kriegs- und frühen Nachkriegszeit nicht befriedigt werden konnte. Der Traum vom Schlaraffenland wurde Wirklichkeit. Plötzlich gab es wieder frisches Obst und Gemüse, Butter, Geflügel, Fleisch und Fisch. Alles, was zuvor knapp und teuer gewesen war, war nun zu erschwinglichen Preisen verfügbar. Aber nicht nur das Warenangebot an bekannten Produkten wurde größer, sondern auch die Palette an neuen Lebensmitteln und Speisen: In den 1950er- Jahren kamen beispielsweise die ersten Imbissbuden aus Holland über die Grenze, die Pommes frites mit Mayonnaise anboten und Urlaubsreisende brachten aus Italien die Spaghetti mit, die sich in der deutschen Küche schnell etablierten.

Schon bald veränderte sich das Straßenbild. Die hageren Deutschen wurden selten und immer mehr Menschen dokumentierten ihren neuen Lebensstil durch eine »stattliche« Figur. Aber nicht nur das Nahrungsangebot veränderte sich, auch die Bewegungsgewohnheiten machten einen Wandel durch. Fahrräder blieben im Keller, denn immer mehr Deutsche konnten sich ein Motorrad oder ein Auto leisten. In Kaufhäusern wurden die ersten Rolltreppen eingebaut, und immer mehr Mietshäuser mit einem Fahrstuhl ausgestattet – Treppensteigen wurde unmodern. Schließlich ging die ARD mit ihrem Fernsehprogramm auf Sendung und verwandelte die deutschen Wohnzimmer in bequeme Heimkinos. Man blieb jetzt lieber daheim, als aktiv etwas zu unternehmen. Die Deutschen wurden immer »stattlicher«. Doch noch galten der »kreditwürdige« Bauch des Mannes und der Wohlstandsspeck der Frau als Symbole für Reichtum und Wohlstand.

Die Geschichte von Über-, Normal- und Idealgewicht

Irgendwann in den späten 1950er- Jahren wurde in der Alltagssprache das unschöne Wort »Übergewicht« populär. Denn amerikanische Ärzte hatten in jener Zeit durch die Auswertung von Statistiken der Lebensversicherungsgesellschaften festgestellt, dass dicke Menschen häufiger krank werden und zudem auch früher sterben als normalgewichtige. Im gleichen Maß, in dem immer mehr Deutsche übergewichtig wurden, kümmerten sich immer mehr Forscher um das Gesundheitsrisiko »Adipositas«, wie Ärzte das beträchtliche Übergewicht nennen.

Die Wissenschaft erforschte das wünschenswerte Gewicht, das in Deutschland als »Idealgewicht« propagiert wurde. Die einfache Formel, die vor Jahrzehnten der französische Arzt Broca entwickelt hat, kannte bald jeder: Man nehme seine Körpergröße in Zentimetern, ziehe davon die Zahl 100 ab – das Ergebnis entspricht dann dem Normalgewicht in Kilogramm. Wenn ein Mensch also 180 Zentimeter groß ist, dann beträgt sein Normalgewicht 80 Kilo (180 – 100 = 80). Um ihr »Idealgewicht« zu bestimmen, riet man Männern, ihr Normalgewicht um zehn Prozent zu unterschreiten. Frauen sollten 15 Prozent unter ihrem Normalgewicht wiegen. So wurde das »Idealgewicht« zum erstrebenswerten Ziel für Millionen Deutsche, die es zwar nicht hatten, aber erreichen wollten. Schließlich durfte jetzt eine 1,70 Meter große Frau nur noch 60 Kilo wiegen, wenn sie »idealgewichtig« sein wollte. Es gab also viel zu tun.

Mitte der 1960er- Jahre wurden die Vorstellungen von der »idealen« Figur nochmals nachhaltig erschüttert. Das Model Twiggy war in allen Medien dauerpräsent und wurde mit ihrer magersüchtigen Figur für Jahrzehnte zum Symbol für attraktive Schönheit. Superdürr zu sein galt plötzlich als Ideal. Twiggy hat hunderttausende von Frauen unglücklich gemacht, denn die Verpflichtung zum Idealgewicht, die bereits schwer zu erfüllen war, wurde jetzt durch eine noch extremere Schlankheit ersetzt. Dieses abgehobene Schlankheitsideal hat sich hartnäckig in unseren Köpfen festgesetzt, und es wird täglich aufs Neue durch Zeitschriften, Werbung, Film und Fernsehen aktualisiert. Dass viele Models ihr Untergewicht mit Magersucht bezahlen müssen oder den Hunger mit harten Drogen bekämpfen, interessiert dabei die Wenigsten.

Vor etwa 35 Jahren etablierte sich eine Schlankheitsnorm, die bis heute bei der Mehrheit der deutschen Frauen, aber auch bei immer mehr Männern zu kritischem Missbehagen führt, wenn der Blick in den Spiegel geht oder die Waage das persönliche Unglück anzeigt. Die weibliche Konfektionsgröße 38 ist die Wunschgröße der deutschen Frau. Größe 38 hat allerdings nur einem Marktanteil von knapp zehn Prozent. Gut 90 Prozent der Frauen sind also unzufrieden, da sie von dieser Größe nur träumen können und nicht hineinpassen.

Wie kommt es zu Übergewicht?

Die Medizin begann schon Anfang der 1950er- Jahre, die Ursachen für die Zunahme von Körpergewicht zu erforschen, um wirkungsvolle Behandlungsmaßnahmen zu entwickeln. Denn die wissenschaftliche Forschung fand immer mehr Indizien dafür, dass Adipositas ein erheblicher Risikofaktor für koronare Herzerkrankungen, Diabetes Typ 2 (früher »Altersdiabetes« genannt), Bluthochdruck, Fettstoffwechselstörungen, Gelenkbeschwerden oder Gicht ist. Diese Ergebnisse lassen ahnen, dass die Lebensqualität durch chronische, ernährungsabhängige Erkrankungen erheblich eingeschränkt wird. Auch der volkswirtschaftliche Schaden ist beträchtlich. Nach aktuellen Schätzungen verursachen direkte und indirekte Folgen der Adipositas Kosten von 10 bis 20 Milliarden Euro pro Jahr.

Irrtümer in der Adipositasforschung

Irrtümer werden nur begangen, weil sie plausibel sind. Dieser Satz kennzeichnet – leider – besonders auch die ersten Jahre der Adipositasforschung. Zu Beginn war man überzeugt, dass die Ursache für das Übergewicht im verbesserten Nahrungsangebot lag. Es war nämlich nicht zu übersehen, dass sich Übergewicht in den westlichen Industrienationen erst dann entwickelte, als die Versorgungslage besonders gut wurde. Heute ist natürlich klar, dass das Angebot allein natürlich nicht Schuld am Übergewicht ist.

Übergewicht – ein Bilanzproblem?

In den USA führte ein Professor namens Sims ein interessantes Experiment in Gefängnissen durch. Strafgefangene, die sich freiwillig zu den Versuchen gemeldet hatten, bekamen Tagesrationen mit 10 000 Kilokalorien (die in Nahrungsmitteln enthaltene Energie wird in Kilokalorien oder kcal gemessen) zu essen. Alle nahmen an Gewicht zu – kein Wunder.

Professor Ditschuneit von der Universität Ulm dagegen behandelte übergewichtige Patienten mit Nulldiät. Alle Patienten nahmen an Gewicht ab – kein Wunder.

Spätestens jetzt war klar: Bei der Adipositas handelt es sich offenbar um ein Bilanzproblem. Gewichtszunahmen bzw. Gewichtsabnahmen können erzielt werden, wenn die Energiebilanz positiv bzw. negativ gestaltet wird.

Wer also mehr Kalorien verzehrt, als sein Körper verbraucht, nimmt zu.
Wer weniger Kalorien verzehrt als sein Körper verbraucht, nimmt ab.

Aber auch durch Bewegung kann der Energieverbrauch gesteigert werden. Der daraus abgeleitete Leitsatz lautete: »Übergewichtige essen zu viel und sie bewegen sich zu wenig.« Die Empfehlung für Menschen, die abnehmen wollten, hieß: »Esst weniger und bewegt euch mehr – dann wird das Idealgewicht erreichbar.« Jahrelang beherrschte dieser Ansatz Forschung und Therapiekonzepte. Er ist zwar nicht falsch, aber er ist auch nicht ganz richtig. Doch diese Erkenntnis brauchte fast 30 Jahre, um sich durchzusetzen.

Ein »logischer« Schritt – die 1000-Kalorien-Diät

Als man erkannte, dass es sich beim Übergewicht offenbar um ein Bilanzproblem handelte, versuchte die Medizin dem Problem mit einer Reduktion der Kalorienzufuhr zu begegnen. Da die meisten Erwachsenen, je nach Körpergröße und Arbeitsleistung, am Tag zwischen 2200 und 2600 kcal verbrauchen, kommt es bei einer Energieaufnahme von nur 1000 kcal pro Tag zu einer negativen Energiebilanz. Übergewichtige Patienten, bei denen in Versuchen die Kalorienzufuhr auf 1000 kcal gedrosselt wurde, nahmen ausnahmslos ab. Die Wirksamkeit der 1000-Kalorien-Diät schien damit bewiesen und sie galt fortan als Basis jeder Gewichtsreduktion. Nur gab es einen Schönheitsfehler: Nach der Gewichtsabnahme folgte regelmäßig eine Gewichtszunahme – oft sogar mit »Zinsen«, also über das Ausgangsgewicht hinaus. Als Jo-Jo-Effekt ist dieses Phänomen in der Alltagssprache geläufig.
Nichts wurde so vielfältig variiert, wie die 1000-Kalorien-Diät. Es wurden hunderte von Schlankheitsdiäten, die auf diesem Prinzip basieren, »erfunden« und verkauft und natürlich auch angewandt. Millionen Deutsche nahmen Gewicht ab und an-

schließend wieder zu. Egal, ob sie sich für die Steak-, Eier-, Mayo-, Kartoffel- oder Apfel-Diät entschieden hatten. Gleich, ob sie mit FdH oder Trennkost ihren Speiseplan auf 1000 kcal drückten.
Es hätte eigentlich schon bald nachdenklich stimmen müssen, dass das Durchschnittsgewicht der Deutschen von Jahr zu Jahr ansteigt – obwohl über 50 Prozent aller Frauen und über 25 Prozent aller Männer mindestens eine Diät hinter sich gebracht haben.
In der Forschung zog man folgenden Schluss: Wenn die Reduktionsdiät auf Dauer nicht funktioniert, dann müssen bestimmte Persönlichkeitseigenschaften bei Übergewichtigen nachweisbar sein, die erklären, warum diese Menschen nach der Diät wieder zuviel Nahrung konsumieren. Die Medizin übertrug so die Problemlösung auf die Psychologie.

Auf der Suche nach dem »Übergewichtsmerkmal«

Um dem vermeintlichen »Übergewichtsmerkmal« auf die Spur zu kommen, wurden sowohl in den USA als auch z. B. bei mir in Göttingen mit hunderten normal- und übergewichtigen Personen unzählige Persönlichkeitstests durchgeführt. Die Fragestellung lautete: Gibt es bei den Übergewichtigen besondere Merkmale, die sie von Normalgewichtigen unterscheiden? Im Volksmund wurde den Übergewichtigen ja von jeher »Willensschwäche«, »Naschsucht« oder »Hemmungslosigkeit« unterstellt.
Alle Forschungsergebnisse lassen sich kurz und bündig zusammenfassen: Die Varianten in den Persönlichkeitsstrukturen bei übergewichtigen Menschen sind genauso vielfältig wie bei Normalgewichtigen. Eine Häufung spezifischer Persönlichkeitsmerkmale bei Adipösen ließen sich nicht nachweisen. Wenn einmal stärkere Ausprägungen bei Übergewichtigen gefunden werden, z. B. ein Mangel an Selbstsicherheit, dann sind diese Ergebnisse meist als Folge des Übergewichts zu erklären, nicht aber als dessen Ursachen.
In einer Gesellschaft, die den »Schlankheitswahnsinn« als ästhetisches Schönheitsideal aufgebaut hat, leiden natürlich alle, die diese Norm nicht erfüllen können. Außerdem wird das Selbstwertgefühl nicht gerade aufgebaut, wenn den Übergewichtigen selbst die Schuld an ihren Fettpolstern gegeben wird. Der psychosoziale Lei-

densdruck wird in einer neueren amerikanischen Studie besonders deutlich. Patienten, die durch eine Magenoperation erheblich an Gewicht verloren hatten, wurden gefragt, was es für sie bedeuten würde, wieder dick zu sein. 90 Prozent konnten sich eher vorstellen, ein amputiertes Bein oder Blindheit zu akzeptieren als wieder dick zu werden.

Vor Jahren besuchte mich eine extrem übergewichtige Patientin. Wir besprachen ihr Essverhalten und ich gab ihr ein paar Ratschläge. Eine Woche später kam sie wieder, ihr Gewicht war unverändert. »Das hat alles nicht so richtig funktioniert«, berichtete sie. Ich schlug ihr andere Aufgaben vor, die sie trainieren sollte. Aber auch nach vier Wochen hatte sie kein Pfund abgenommen. »Ich kann offenbar nicht abnehmen«, meinte sie. Ich war natürlich irritiert, denn mit einigen Verhaltensänderungen gelingt es gerade zu Anfang recht gut abzunehmen. Nach einem längeren und sehr persönlichen Gespräch traute sie sich, mir den Grund für das unveränderte Gewicht zu verraten: »Wissen Sie, ich habe schon so viel unternommen. Es ist eine Tortur. Das Gewicht geht runter und wieder rauf. Mein Mann beschimpft mich ständig, weil ich so fett bin, und weil ich es nicht schaffe, weniger zu essen. Jetzt hatte ich mir erhofft, dass Sie von der Universität mir bestätigen, dass ich nicht abnehmen kann. Den Brief wollte ich meinem Mann geben, damit er endlich aufhört, auf mir herumzuhacken.«

Übergewicht erzeugt Leiden

Übergewicht schafft schnell Leidensdruck, denn in den modernen Industriegesellschaften haben Äußerlichkeiten an Stellenwert gewonnen und gehören zur Kommunikation. Die Markenlabels auf der Kleidung haben Aussagekraft und sind von Bedeutung, bei Armbanduhren, Schmuck, Autos, Häusern oder gutem Aussehen ist es genauso. Übergewicht ist eine Äußerlichkeit, die nicht zu übersehen ist. In unserer Welt erfordert es viel Selbstbewusstsein, als übergewichtiger Mensch seinen Platz in der »sozialen Kommunikation« auszufüllen. Gerade weil bei Übergewichtigen viele Vorurteile vorherrschen, (Willensschwäche, Naschsucht etc.) geraten sie schnell unter sozialen Druck. Daher ist einer der häufigsten Gedanken, den sich Übergewichtige machen, bevor sie sich trauen, am Buffet ein Stück Sahnetorte zu nehmen: »Was werden wohl die anderen denken?« Dieser Gedanke ließ schon manchen Übergewichtigen hungern.

Natürlich lastet das gesellschaftliche Diktat der Schlankheitsnorm besonders auf jenen Menschen, deren Selbstwertgefühl nicht stark ausgeprägt ist. Um mehr Selbstsicherheit zu gewinnen und um anerkannt und geliebt zu werden versuchen gerade sie häufig, die Schlankheitsnorm zu erfüllen. Mit Blitz- und Crashdiäten erleben sie Misserfolge, die ihr Selbstwertgefühl noch weiter schwächen.

So erklären Patienten ihr Übergewicht

Wenn ich mit meinen Patienten über das Prinzip der Energiebilanz sprach, dann waren sie oft überrascht und ungläubig, denn ihre subjektiven Erfahrungen und Eindrücke stimmten mit diesem Prinzip nicht überein. Wie oft habe ich gehört: »Also, Herr Doktor, wenn Sie sehen könnten, wie wenig ich esse!« oder »Bei uns liegt Übergewicht in der Familie. Meine Mutter war recht korpulent, mein Vater auch etwas!« Andere Patienten berichteten mir, dass sie nur im Schaufenster die Torte *sehen* müssten, um zuzunehmen. Eine häufige Begründung war: »Ich bin halt ein guter Futterverwerter!« Andere gaben die Schuld für das Übergewicht einer Drüsenstörung oder dem besonders schweren Knochenbau.

Früher habe ich den Patienten mehr oder weniger höflich beigebracht, dass es sich hier nur um Ausreden handelt: »Wenn Ihre Energiebilanz positiv ist, dann nehmen Sie zu!« – nur das galt.

Wie oft habe ich auch den Hinweis auf die Vererbung gehört. Zugegeben, geglaubt habe ich es nicht, denn es gab keine wissenschaftliche Untersuchung, die für Adipositas eine genetische Disposition festgestellt hatte. Andererseits zeigte eine Studie, in der das Körpergewicht von Hunden und das ihrer Halter verglichen wurde, eine große Übereinstimmung zwischen Herr und Hund. Und so hörte ich mich sagen: »Sie sitzen auch mit Ihrer Mutter am gleichen Tisch. Essen ähnlich. Haben von ihr Ihr Essverhalten gelernt. Darum gibt es auch Ähnlichkeiten im Gewicht zwischen Ihnen und Ihrer Mutter.« Damals hatten meine Patienten keine Chancen, mit ihren Argumenten durchzukommen. Doch das hat sich geändert, denn viele neue Forschungsergebnisse haben gezeigt, dass an einigen dieser »Ausreden« doch ein bisschen was dran ist. Das einzige Patientenargument, das Übergewicht wirklich nicht erklären kann, ist der »schwere Knochenbau«, denn so unterschiedlich können Skelettgewichte nicht sein, dass sie 20 kg Übergewicht verursachen.

Wird Übergewicht vererbt?

Professor Stunkard aus Philadelphia zählt seit vielen Jahren zu den berühmtesten Übergewichtsforschern in den USA. Als Verhaltenstherapeut hat er zahlreiche Programme entwickelt. Als Krönung seiner wissenschaftlichen Karriere wollte er in einer großen Untersuchung eindeutig nachweisen, welchen großen Einfluss die Umwelt auf unser Essverhalten, und damit auf das Körpergewicht hat. In Skandinavien ist es Wissenschaftlern erlaubt, Adoptionsregister einzusehen. Also flog Professor Stunkard nach Dänemark und Schweden, um sich dort 540 Adressen von Kindern zu besorgen, die in frühester Kindheit adoptiert worden waren. Alle 540 Kinder, inzwischen natürlich älter geworden, wurden besucht, gemessen und gewogen. Gleichzeitig untersuchten die amerikanischen Wissenschaftler auch Gewicht und Größe der Adoptiveltern. Und dann gab es die erste große Überraschung: Obwohl Adoptiveltern und Adoptivkinder zusammen lebten und zusammen aßen, zeigte sich keine Übereinstimmung im Gewicht.

Als ich Professor Stunkard nach dieser Studie auf einem Kongress traf, war er sehr enttäuscht, dass seine Umwelttheorie »versagt« hatte. Nun aber wolle er es genau wissen, sagte er. Aus den skandinavischen Akten holte er sich die Adressen der biologischen Eltern, die dann besucht, gemessen und gewogen wurden. Und nun gab es die zweite große Überraschung: Das Körpergewicht der biologischen Eltern zeigte eine sehr große Ähnlichkeit zum Gewicht ihrer Kinder – die aber in einer anderen Umwelt bei Adoptiveltern aufgewachsen sind. Damit war erstmals klar: Es gibt eine deutliche erbliche Veranlagung für Übergewicht. Inzwischen haben viele andere Studien, auch an ein- und zweieiigen Zwillingen, die getrennt oder gemeinsam aufgewachsen sind, die Tatsache der erblichen Veranlagung bestätigt.

Wir müssen an dieser Stelle aber klar unterscheiden: Übergewicht wird nicht direkt vererbt, sondern nur die Veranlagung dazu. Gene und Umwelt müssen also zusammen betrachtet werden. In der Nachkriegszeit war der Genpool nicht anders als heute, doch die Umwelt mit ihrem kargen Nahrungsangebot sorgte dafür, dass kaum jemand die Möglichkeit hatte, überflüssige Pfunde anzusammeln. Erst wenn die »richtige Umwelt« auf die »richtigen Gene« stößt, kommt es zur Ausprägung von Übergewicht. Das bedeutet aber auch, dass kein Mensch nur wegen seiner genetischen Disposition Übergewicht schicksalhaft ausgeliefert ist; man hat durchaus Einflussmöglichkeiten auf das eigene Gewicht. Über die Gestaltung der Umweltfaktoren lässt sich – was leider nicht ganz einfach ist – die Wirkung der Gene abschwächen.

Die guten Futterverwerter

In Quebec arbeitet der bekannte Zwillingsforscher Claude Bouchard, der sich auch für Ernährung und Übergewicht interessiert. Er hat ein aufschlussreiches Experiment zum Thema »gute Futterverwerter« durchgeführt – die Lehrbücher müssen jetzt umgeschrieben werden.

Das Märchen von den 100 Kalorien

Wer ein Kilogramm Fettgewebe abnimmt – so steht es in den Büchern – zehrt damit etwa 7000 kcal an Energie auf, denn das genau ist der Brennwert von einem Kilogramm Körperfett. Umgekehrt gilt auch, dass ein Mensch nach Lehrmeinung rund 7000 kcal über seinen Energiebedarf essen muss, um dadurch ein Kilogramm zuzunehmen. Mit diesen Formeln sind Patienten jahrelang geärgert worden: »Wenn Sie jeden Tag nur 100 kcal zu viel essen – das entspricht einer Scheibe Toast mit Butter – dann haben Sie in einem Jahr 36 500 kcal zu viel zu sich genommen. Das macht dann genau 5,2 Kilo Gewichtszunahme nach diesem Jahr!«
Auch wenn diese Rechnung immer wiederholt wurde, geglaubt hat sie wahrscheinlich kaum ein Patient. Auch ist die Einsparung von 100 kcal pro Tag nie als gute Abnahmemethode propagiert worden. Und wenn man die Rechnung über 40 Jahre aufmacht, dann müsste eine überschüssige Scheibe Buttertoast pro Tag nach 40 Jahren zu 200 Kilo Gewichtszunahme führen. Sicher gibt es viele Menschen, die am Tag 100 kcal zu viel essen, aber sicher nur wenige, die deshalb 280 Kilo wiegen.

Ein Experiment bringt den Beweis

Professor Bouchard hat im Versuch seine Probanden, 24 junge Männer im Alter von etwa 25 Jahren, drastisch überernährt. Die Versuchspersonen mussten, nachdem sie ihre gewohnte Kost verspeist hatten, täglich noch 1000 kcal zusätzlich konsumieren. Das entspricht dem Brennwert von etwa zwei Tafeln Schokolade! Das Experiment lief über 100 Tage. Die Probanden durften lesen, Videofilme ansehen und sich beschäftigen, sich aber nur maximal eine halbe Stunde am Tag bewegen. Sie hatten aber auch genug damit zu tun, die große Nahrungsmenge zu vertilgen. Sonntags wurde das Experiment unterbrochen und die Versuchspersonen durften nach Hause.

Die herkömmliche Bilanzrechnung für dieses Experiment ist einfach: 100 Tage abzüglich Sonntage = 86 Tage. 86 x 1000 kcal = 86 000 kcal. Teilen wir diese Überschussenergie durch 7000, so ergibt sich eine Gewichtszunahme von 12,3 Kilogramm – wie sie von den Lehrbüchern vorausgesagt wird. Doch die Realität in Quebec sah völlig anders aus. Die jungen Männer haben sehr unterschiedlich zugenommen, nämlich zwischen gut 4 und knapp 14 Kilo.

Damit ist bewiesen, dass es tatsächlich gute und schlechte Futterverwerter gibt. Als Zwillingsforscher hatte Claude Bouchard dieses Experiment vorausschauend mit eineiigen Zwillingspärchen durchgeführt. So konnte an den Gewichtszunahmen festgestellt werden, dass die erbidentischen Pärchen jeweils sehr ähnlich zugenommen haben. Die Erklärung ist naheliegend: Ob jemand ein guter oder schlechter Futterverwerter ist, ist erblich festgelegt.

Übergewichtige nehmen im Durchschnitt nicht mehr Kalorien zu sich

»Wenn Sie wüssten, wie wenig ich esse, Herr Doktor«, ist eine häufige Aussage von Patienten. Früher habe ich dann immer gedacht: »Von nichts kommt aber nichts, wahrscheinlich essen sie doch mehr, als ihnen bewusst ist.«. Heute wissen wir, dass Menschen durchaus sehr unterschiedlich zunehmen können, auch wenn sie vergleichbare Nahrungsmengen verzehren. Aber es gibt noch eine weitere neue Erkenntnis in dieser Sache.

Um 1990 habe ich mit meinem Team für die AOK ein Abnahmeprogramm entwickelt, das als »Vier-Jahreszeiten-Kur« bekannt wurde. Fast eine Million Menschen haben in den Folgejahren aktiv teilgenommen. Das Neue an dieser Kur war, dass es mithilfe eines Computerprogramms möglich war, für alle Teilnehmer einen persönlichen Brief mit Tipps und Ratschlägen zu verfassen. Grundlage dafür war ein Ernährungstagebuch, das alle Teilnehmer zum Einstieg über eine Woche führen mussten. Aus den darin eingetragenen Werten wurde dann die Energie- und Nährstoffaufnahme berechnet, um hilfreiche Vorschläge zu erarbeiten.

Die erste wissenschaftliche Auswertung machten wir, als 200 000 Teilnehmer ihre Tagebücher eingesandt hatten. Ich werde nie den Tag vergessen, an dem ich meinem EDV-Mitarbeiter bat, die durchschnittliche Kalorienaufnahme für Normal-, Übergewichtige und erheblich Übergewichtige zu berechnen und als Kurven zeichnen zu lassen. Als er mir die Computerzeichnung vorlegte, auf der nur eine Kurve dargestellt war, merkte ich etwas ärgerlich an: »Aber ich wollte doch Kurven von drei Gruppen haben.« »Ist schon richtig«, sagte mein Kollege, »das sind drei Gruppen.« Die drei Kurven lagen exakt übereinander.

Ratlosigkeit machte sich breit. Die Kalorienaufnahme in den drei Gewichtsgruppen unterscheidet sich nicht. Was hat das zu bedeuten? Übergewichtige nehmen im Durchschnitt genauso viel Kalorien zu sich wie Normalgewichtige! Bald ergaben auch andere Studien, wie die »Nationale Verzehrstudie« in Deutschland oder eine Studie in Schottland, gleiche Ergebnisse: kein Unterschied in der Energieaufnahme, wenn Tagebücher von Menschen mit unterschiedlichem Körpergewicht ausgewertet werden. Doch was hatte dieses Ergebnis zu bedeuten?

Die Qualität der Kalorien ist entscheidend

Kalorien sind die Maßeinheit, in der Nahrungsenergie gemessen wird. Nahrungsenergie liefern aber vier verschiedene Stoffe: Kohlenhydrate, Fett, Eiweiß und Alkohol. Wir analysierten also die 200 000 Tagebücher nun getrennt nach den verschiedenen Energiequellen. Hier stellten sich dann erhebliche Unterschiede zwischen Normal- und Übergewichtigen heraus.

Menschen, die relativ wenig Fettkalorien aufnehmen, sind eher normalgewichtig. Mit steigendem Fettkonsum steigt auch das Übergewicht an. Es gibt also eine eindeutige Beziehung zwischen Gewicht und Fettverzehr. Genau umgekehrt verhält es sich bei

den Kohlenhydraten. Wer viel Gemüse, Kartoffeln, Brot, Obst, Nudeln oder Reis isst, tendiert eher zum Normalgewicht. Kohlenhydratmuffel dagegen haben Übergewicht. Ein Ergebnis, das auch in der schottischen Studie exakt bestätigt wurde.
Die Kollegen dort haben noch eine Sonderauswertung zum reinen Zuckerkonsum und zum Gewicht vorgenommen. Ein wirklich überraschendes Resultat: Die sehr sparsamen Zuckeresser (unter 20 Gramm pro Tag) waren die Übergewichtigsten, und die Zuckerfreunde (mehr als 120 Gramm pro Tag) hatten Normalgewicht. Da Zucker zu den Kohlenhydraten zählt, fügen sich alle Ergebnisse gut ineinander. Fett ist offenbar der »Dickmacher«, während Kohlenhydrate eher als »Fitmacher« zu bezeichnen sind.
Diese Feststellungen haben die Konzepte zum Abnehmen rigoros verändert. Wenn einem Patienten geraten wird, die Kalorien zu reduzieren, dann legt er unter Umständen eine Kartoffel zur Seite, verzichtet auf eine Scheibe Brot. Aber genau das ist falsch, denn Kohlenhydrate isst er ohnehin schon zu wenig. Das Sparen sollte er auf Fettkalorien beschränken, denn davon werden gewöhnlich bereits deutlich zu viele konsumiert.

Warum essen Übergewichtige mehr Fett?

Auch wenn die Tatsache gilt, dass Übergewichtige mehr Fett und weniger Kohlenhydrate essen, so ist bis heute völlig unklar, *warum* dies so ist. Man kann spekulieren. Vielleicht gibt es eine genetische Veranlagung für den »Fettgeschmack?« Wird der Geschmack von Fett von übergewichtigen Menschen positiver erlebt? Auf diese Fragen haben wir keine Antworten. Generell ist das, was wir alle unmittelbar als den »guten« Geschmack erleben, schwierig zu untersuchen. Fett ist ohne Zweifel ein Geschmacksverstärker. Viele Aromen sind fettlöslich, können also nur wahrgenommen werden, wenn sie im Verbund mit Fett verzehrt werden. Andererseits leistet bereits eine sehr geringe Menge Fett die geschmacksverbessernde Wirkung. Große interkulturelle Unterschiede im Fettverzehr zeigen auch, dass sensorisch angenehme Gerichte, wie in der japanischen oder asiatischen Küche, mit geringen Fettmengen zubereitet werden (entsprechend normalgewichtig sind auch Japaner und Asiaten im Durchschnitt).

Die vier Energieträger

Mir wurde plötzlich klar, wie wichtig es ist, die Bedeutung der einzelnen Energieträger getrennt voneinander zu betrachten. Die pauschale Kalorienzählerei war und ist Unsinn und hat mehr Schaden als Nutzen angerichtet. Kalorie ist eben nicht Kalorie. Es ist wie mit dem Kilometer, der zwar exakt 1000 Meter lang ist. Doch ob Sie zehn Autobahnkilometer oder zehn Feldwegkilometer fahren, merken Sie als Fahrer ganz deutlich.

Die folgenden Beispiele machen auch den Unterschied zwischen den Kalorien sofort klar.

Da liegen auf einem Teller eine gegrillte Bratwurst, eine kleine Portion Pommes frites mit Mayonnaise, das sind rund 1200 kcal. Auf dem anderen Teller sind auch 1200 kcal, aber in Form einer großen Portion Salzkartoffeln mit Rosenkohl und einem kleinen Schnitzel mit etwas Sauce. Ein üppiger Teller, den nur »gute Esser« leer bekommen. Man sieht sofort, dass die »Kaloriensorte« auch viel mit der Menge zu tun hat. Fettreichere Speisen füllen den Teller viel weniger als kohlenhydratreiche Gerichte.

Ein Extrembeispiel macht es noch klarer: Acht Schokotrüffel (kleine Menge) liefern 570 kcal – genauso viel wie sechs Bananen (große Menge). Wer acht Schokotrüffel vernascht, wird eine Stunde später wieder acht Schokotrüffel essen können. Doch wer sechs Bananen isst, wird eine Stunde später wohl kaum nochmals sechs Bananen schaffen. Fettreiche Kost hat einen geringeren Sättigungswert als kohlenhydratreiche, das wird auch von vielen Untersuchungen bestätigt.

Spitzenreiter in der Sättigungswirkung ist Eiweiß (leider wird es aber häufig mit Fett kombiniert).

Der vierte Energieträger, Alkohol, hat es besonders in sich. Schließlich liefert jedes Gramm Alkohol 7 kcal – mehr als Eiweiß und Kohlenhydrate mit jeweils 4 kcal pro Gramm. Kalorienkönig allerdings bleibt das Fett mit 9 kcal pro Gramm. Was passiert nun mit den Alkoholkalorien? Schließlich kennt jeder das Wort vom »Bierbauch« oder glaubt, Pfunde mit Alkoholverzicht abbauen zu können. Ist Alkohol ein »Dickmacher«? Ja und nein! Alkohol wird im Organismus nicht in Fett umgebaut, darum kann Alkohol auch nicht dick machen. Doch diese Botschaft ist nur die halbe Wahrheit. Im Körper gibt es keine Speicher, in denen Alkohol abgelegt werden kann. Der

Organismus ist also gezwungen, immer dann, wenn Alkohol aufgenommen wurde, diesen sofort zu verbrennen, also als Energiequelle zu nutzen – auch um die toxische Substanz möglichst schnell loszuwerden. Das aber führt dazu, dass, während der Alkohol als Energiequelle genutzt wird, die Fettverbrennung heruntergeschraubt wird. Unter dem Strich wirkt Alkohol deshalb, auch wenn er natürlich kein Fett ist, *wie* Fett. Die beste Methode, rasch an Gewicht zuzunehmen, ist deshalb ein besonders fettes Essen, zu dem »Verdauungsschnäpse« gereicht werden. Diese sorgen dafür, dass das Nahrungsfett vollständig in körpereigenen Fettzellen eingelagert wird.

Übergewicht und unser genetisches Programm

Typisch in der Menschheitsgeschichte war von jeher eher die Nahrungsverknappung als der Überfluss. In Zeiten, da »Schmalhans Küchenmeister« war, malte Pieter Brueghel sein berühmtes Bild vom Schlaraffenland. Die üppigen Damen auf Rubens Ölgemälden symbolisierten ebenfalls, wovon man träumte. Für Nahrung wurden Kriege geführt, wurde Schlange gestanden, gelogen und betrogen. Ohne Energie, Wasser und Nährstoffe gibt es kein Leben. Die Natur hat mit ihren evolutionsbiologischen Programmen dafür gesorgt, dass Reproduktion und Überlebensrate des Menschen möglichst optimiert werden. Die Nahrungsaufnahme ist biologisch abgesichert, man kann sie nicht vergessen, weil der Hunger immer stärker wird und das gesamte Handeln bestimmt.

So ist der Evolution auch ein geniales Programm gelungen, dass Menschen trotz Unzuverlässigkeit des Nahrungsangebotes überleben lässt. Hungersnöte durch Missernten rafften nicht sofort die gesamte Bevölkerung dahin. Das Programm ermöglicht es dem menschlichen Organismus, Energie in dichtester Form in den Fettzellen zu speichern und bei Bedarf abzurufen. Bei Nahrungsmangel aktiviert es gleichzeitig seine Sparmechanismen.

Übergewicht ist also genau das evolutionsbiologische Ziel, auf das die natürlichen Stoffwechselprogramme ausgerichtet sind. Und so lange ein Menschenleben von Notzeiten und karger Kost begleitet wurde, schlummerte in jeder Fettzelle eine Lebensversicherung, die zwangsläufig abgerufen und wieder neu abgeschlossen wurde.

Erst durch den permanenten Überfluss kehrt sich die lebenswichtige Funktion der

Fettspeicherung in einen Risikofaktor um. Die Speicher werden nicht mehr abgerufen, sie schwellen an und verursachen Komplikationen im Stoffwechsel. Eine solche Komplikation ist es beispielsweise, wenn das Insulin in den Fettzellen gebunden wird, so dass es zu einer relativen Insulinresistenz kommt, die sich zum Diabetes Typ 2 entwickeln kann.

Die sogenannte Minnesota-Studie, die Anfang der 1940er-Jahre in den USA durchgeführt wurde, lässt eindeutig erkennen, wie stringent die evolutionsbiologischen Programme beim Menschen funktionieren. Professor Ancel Keys sollte feststellen, mit welchen körperlichen und psychischen Folgen bei Überlebenden der deutschen Konzentrationslager zu rechnen wäre. Also richtete er ein »Hungercamp« ein, in dem 36 junge, gesunde Männer eingesperrt wurden. (Es handelte sich übrigens um Personen, die seinerzeit die Wehrpflicht verweigerten und statt ins Gefängnis in dieses Camp gingen.) Die Männer bekamen sechs Monate lang nur noch die Hälfte ihrer gewohnten Kost. Eine Strategie, die auch als »FdH-Diät« bekannt ist und von Millionen Deutschen freiwillig durchgeführt wurde und wird.

Die Ergebnisse, die Professor Keys auf 2000 Seiten eindrucksvoll dokumentierte, belegen, welche Folgen und Störungen auftreten, wenn die Nahrungsaufnahme über so lange Zeit erheblich verknappt wird. Der Grundumsatz der Männer sank um 40 Prozent ab, eine wirkungsvolle Sparmaßnahme des Organismus. Das Gewicht sank durchschnittlich um 25 Prozent unter Ausgangsgewicht, obwohl ein halbes Jahr lang 50 Prozent weniger Kalorien verzehrt wurden. Die Versuchspersonen beschäftigten sich in Gedanken intensiv mit dem Thema »Essen«. Nach Abschluss der Hungerphase erlebten viele Heißhungerattacken, hatten Schwierigkeiten, mit dem Essen aufzuhören, und selbst nach großen Mahlzeiten wurde kaum Sättigung verspürt. Außerdem kam es zu Konzentrationsstörungen, sozialem Rückzug, Verlust des sexuellen Interesses, Stimmungsschwankungen und Depressionen.

Das Experiment zeigt, welche Gegenmaßnahmen der Organismus ergreift, wenn das Körpergewicht durch Nahrungsverknappung abgesenkt wird. Der Katalog der Störungen, die Professor Keys beschreibt, erinnert stark an die Symptome bei magersüchtigen und bulimischen Patienten. Damit wird klar, dass die Merkmale des gestörten Essverhaltens keine Persönlichkeitsmerkmale dieser Patienten sind, sondern als Folge des kaloriensparenden Essverhaltens selbst verstanden werden können.

Die allgemein verbreitete und lange Zeit übliche Sichtweise, dass Menschen ihr Essverhalten »mit dem Kopf« steuern, ist offensichtlich nicht die ganze Wahrheit. Es gibt biologische Regelsysteme im Organismus, die zusätzlich in die Steuerung des Essverhaltens eingreifen, was aber dem Menschen selbst nicht bewusst wird. Ein solches System ist die Sättigung (siehe Seite 44). Dieses Gefühl, das jeder kennt, wird ebenfalls im Körper entwickelt, beeinflusst ganz eindeutig unsere Nahrungsaufnahme, und ist durch Vorsätze, Willen oder Wissen so gut wie nicht zu regulieren.
Wer die schlimmen Ergebnisse aus der Minnesota-Studie kennt, wird nicht mehr auf den Gedanken kommen, mit FdH sein Gewicht in den Abwärtstrend zu zwingen. Erstaunlich ist jedoch, dass die Erkenntnisse von Professor Keys schon 1950 veröffentlicht wurden. Die Ergebnisse haben sich aber selbst in der Wissenschaft kaum herumgesprochen. In den 1950er-Jahren passten sie einfach nicht in die Zeit, denn damals dominierte das Prinzip der Energiebilanz das Denken.

Wie Diäten »funktionieren«

Dem Prinzip der Energiebilanz verdanken auch die Schlankheitsdiäten, mögen sie noch so kurios oder sogar schädlich sein, ihren zweifelhaften Ruhm. Denn weil das Prinzip der Energiebilanz auch nicht ganz falsch ist, »funktionieren« Diäten.

Selbst mit der krassesten Form einer Fehlernährung lässt sich an Gewicht abnehmen.

Auch die 36 jungen Männer in der Minnesota-Studie haben mit FdH abgenommen. Und alle, die es mit harten Eiern, Steaks, Salat- oder Schalttagen versucht haben, hatten zunächst Erfolg. Ich erinnere mich an eine Patientin, die folgendes berichtete:
»Letztes Jahr hatte ich im Urlaub erschreckend zugenommen. Ich war richtig depressiv, als ich mich zu Hause auf die Waage stelle. Fast sechs Kilo mehr. Dabei bin ich jeden Tag im Pool geschwommen. Ich habe mir dann die ›1000-Kalorien-Diät‹ gekauft und eisern die Rezepte befolgt. Ich hatte zwar ständig Hunger, aber ich war standhaft. Genau nach fünf Wochen hatte ich meine sechs Kilo wieder runter. Aber schauen Sie mich jetzt an. Ich habe die sechs Kilo und vier mehr drauf.«

Eine Erfahrung, die Millionen schon am eigenen Körper erlebt haben. Auch wissenschaftliche Untersuchungen bestätigen dieses Schaukelphänomen des Gewichts nach Schlankheitsdiäten.

Warum Diäten scheitern (müssen)

Meine Patientin war verzweifelt, obschon sie doch von der Wirkung ihrer »1000-Kalorien-Diät« immer noch stark beeindruckt war. »Also, diese Rezepte waren toll. Es hat geschmeckt. Und ich habe abgenommen.« Aber sie habe eben nicht weitergemacht, weil sie auch einmal wieder richtig essen wolle, fügte sie hinzu. Das Dilemma aller Schlankheitsdiäten liegt genau darin, dass sie anfangs immer »Erfolg auf der Waage« bringen. Damit »beweisen« sie, wie wirksam sie sind. So erlebte es auch meine Patientin.

Aber kein Mensch kann diese einseitigen, kalorienknappen Diäten lange durchhalten. Der Abbruch ist vorprogrammiert, denn auch der größte Steak-Freak mag nach einer Woche kein Steak mehr sehen, der Eierliebhaber verzweifelt, wenn er in der zweiten Woche das 39. Ei vor sich hat. Meine Patientin ging standhaft gegen ihr Hungergefühl an, aber nach fünf Wochen wollte sie einfach wieder »richtig« essen, um satt zu werden.

So erleben alle, die eine Diät durchführen, dass die Diät zwar funktioniert, aber sie selbst nicht durchhalten.

Schuld am Misserfolg hat also nicht die Diät, sondern der Mensch selbst!

Diese vertrackte Schlussfolgerung wird gezogen, weil sie so plausibel und naheliegend ist. Mit jeder Diät, die ja »funktioniert«, bricht das Selbstbewusstsein des abnehmwilligen Menschen ein, denn er konnte den Erfolg der Diät nicht halten. So geht man auf die Suche nach einer neuen Diät, mit der man es hoffentlich schafft. Das ist auch ein Grund, warum es überhaupt so viele Schlankheitsdiäten gibt.

Eigentlich arbeiten alle Diäten nach dem gleichen Prinzip, genau genommen nach drei Prinzipien:

- Beim ersten Prinzip werden die Kalorien pauschal auf 800 bis 1200 kcal begrenzt. Die Rezepte unterscheiden sich zwar, aber dennoch ist die Kalorienmenge genau kalkuliert.
- Beim zweiten Prinzip ist die Lebensmittelauswahl eingeschränkt, z. B. nur Steaks, nur Eier, nur Obst. Oder etwas pauschaler: z. B. viel Fett, aber keine Kohlenhydrate.
- Beim dritten Prinzip gibt es »magische Formeln«, z. B. bei der Trennkost, die verlangt, dass Kohlenhydrate und Eiweiß nur getrennt verzehrt werden dürfen.

Alle drei Prinzipien beschreiben keine Lebensmittel- und Speisenwahl für das »normale« Leben.
Darum kann man sie ein paar Tage, vielleicht ein paar Wochen, durchhalten. Solange wirken sie auch, wenn man die Gewichtsreduktion auf der Waage als Erfolg bezeichnet. Danach tritt das ein, was als Jo-Jo-Effekt inzwischen allgemein bekannt ist. Nur: Daran ist nicht der Mensch schuld, der die Diät durchgeführt hat, sondern die Diät selber. Die Schuldumkehr muss endlich begriffen werden. Nicht die 36 jungen Männer im Hungercamp waren Schuld daran, dass ihr Grundumsatz um 40 Prozent reduziert wurde, dass sie immer ans Essen denken mussten, dass sie unter psychischen Problemen litten. Schuld an ihrem Unglück war das Diätexperiment, dass sie über sechs Monate auf FdH gesetzt hatte.

Diäterfolge sind nur Teilerfolge

Eigentlich ist es noch schlimmer: Schlankheitsdiäten täuschen ihre Anfangserfolge zu einem gewissen Teil nur vor, denn Gewichtsverluste gehen nur zu einem gewissen Teil auf das Einschmelzen von Fettgewebe zurück. Doch das zeigt die Waage nicht an.
Behandeln wir dieses Problem etwas grundsätzlicher. Der gesamte Energieumsatz eines Menschen setzt sich im wesentlichen aus zwei Komponenten zusammen:
1. Grundumsatz. Die Kalorienmenge, die ein Organismus über 24 Stunden in absoluter Ruhe verbraucht, ist der Grund- oder auch Ruheumsatz. Im Wesentlichen hängt der Grundumsatz von der Muskelmasse ab. Große und »muskelbepackte« Menschen haben einen höheren Grundumsatz als kleine, weniger muskulöse Personen.

So schwankt der Grundumsatz bei Frauen zwischen 1400 und 1900 kcal, bei Männern zwischen 1500 und 2000 kcal. Da die Muskelmasse mit dem Alter abnimmt, sinkt damit der Grundumsatz. Das ist eine der Ursachen, warum das Körpergewicht mit dem Alter ansteigt, denn es werden immer weniger Kalorien benötigt.

2. Arbeits- oder Leistungsumsatz. Die Kalorienmenge, die der Organismus für körperliche Aktivität wie Gehen, Laufen oder Sport benötigt, wird als Arbeitsumsatz bezeichnet. Als Faustformel gilt, dass bei »normalbewegten« Menschen etwa 50 Prozent des Grundumsatzes auf den Arbeitsumsatz entfallen.

Den Arbeitsumsatz können wir Menschen selbst bestimmen. Wer den ganzen Tag im Auto, vor dem Bildschirm und abends dann vor dem Fernseher verbringt, wird kaum mehr als insgesamt 600 kcal für diese »Aktivitäten« verbrauchen. Wer dagegen acht Stunden Fahrrad fährt, kann – je nach Geschwindigkeit – seinen Arbeitsumsatz auf einige tausend kcal bringen.

Aber auch den Grundumsatz können wir beeinflussen. Muskeltraining erhöht den Grundumsatz, umgekehrt sinkt er, wenn Muskelmasse abgebaut wird. Und genau das passiert während der meisten Schlankheitsdiäten. In der Minnesota-Studie senkte sich der Grundumsatz der 36 Männer durch FdH im Durchschnitt um 40 Prozent. Es ist vertrackt, wenn die Gewichtsabnahme auf der Waage im Wesentlichen auf Abbau von Muskeln zurück geht. Der Körper reagiert nach dem klugen Evolutionsprogramm und geht eben bei Minderversorgung nicht nur an die Fettreserven, die als Überlebensreserve zu kostbar sind, sondern er versorgt sich mit dem Eiweiß aus den Muskeln. Dadurch sinkt der Grundumsatz, man isst wenig und nimmt dennoch nicht ab, weil der Energiebedarf gesunken ist.

Genau dieser unerfreuliche Effekt ist besonders gravierend, wenn zur Gewichtsreduktion eine Nulldiät durchgeführt wird. An der Universität Ulm ist schon vor Jahren genau analysiert worden, was im Körper passiert, wenn vier Wochen lang null Kalorien verspeist werden. Die Patienten nahmen in einem Monat durchschnittlich 12,5 Kilogramm ab. Doch 37 Prozent dieses Gewichtsverlustes rührten aus dem Muskelabbau, 42 Prozent aus der »Fettschmelze« und 20 Prozent aus Wasserverlusten. Die Ulmer Ärzte haben herausgefunden, dass der Muskelabbau fast vollständig vermieden werden kann, wenn täglich mindestens 50 Gramm biologisch hochwertiges Eiweiß konsumiert wird. Das hat auch den Gesetzgeber veranlasst, in die

Diätverordnung den Paragraphen 14a einzufügen, der genau vorschreibt, welche Nährstoffe in Diäten enthalten sein müssen, die zur Gewichtsreduktion öffentlich angeboten werden.

Große und »muskelbepackte« Menschen haben einen höheren Grundumsatz als kleine, weniger muskulöse Personen.

Diäten sind eine Falle

Lassen sie uns das Kapitel über Schlankheitsdiäten nun beenden. Es gibt genug Hinweise, die dazu berechtigen, Blitz- und Crashkuren als Diätfallen zu bezeichnen, die lediglich das Selbstbewusstsein abbauen, aber das Gewicht auf die Dauer in den allermeisten Fällen eher aufbauen.

Wer einfach die Kalorienaufnahme reduziert, wie es viele Diätpläne mit »wunderschönen« Rezepten tun, täuscht unter Überflussbedingungen eine Notzeit vor, auf die der Organismus mit einem evolutionsbiologischen Programm reagiert. In echten Notzeiten war nämlich nicht Gewichtsabnahme das Ziel. Das genetische Programm war vielmehr einzig und allein darauf ausgerichtet, möglichst lange zu überleben. Dazu sind die Fettpolster da.

Wer einfach behauptet, dass Übergewicht durch zu viele Kalorien entsteht, der erklärt die Zusammenhänge genausowenig wie jemand, der behauptet, dass Alkoholismus durch übermäßigen Alkoholkonsum verursacht wird. Das ist ein Kreisschluss ohne jeden Aufschluss.

Diätangebote sollte man vergessen, wenn sie:

- eine dauerhafte Gewichtsabnahme garantieren
- appetitliche Rezepte mit Kaloriengrenze anbieten
- nur bestimmte Lebensmittel erlauben und andere verbieten
- magische Formeln verwenden (z. B. »Fettmagnet«)
- auf wissenschaftlich ungeprüften Wirkungen aufbauen (z. B. Tiefenwärme)
- Unsinn überzeugend darstellen (z. B. »negative Kalorien«)

Streichen Sie außerdem die folgenden Jahrhundertirrtümer aus Ihrem Gedächtnis:

- Übergewichtige essen überdurchschnittlich viel
- Bestimmte Persönlichkeitsmerkmale verursachen Übergewicht
- Dicke Menschen sind an ihrem Übergewicht selbst Schuld
- Kalorienzählen normalisiert das Gewicht
- Biologische Grundlagen regulieren weder Gewicht noch Essverhalten

Denken Sie daran: Die Gewichtsabnahme allein ist keine Lösung, sondern es geht vor allem darum, ein reduziertes Gewicht langfristig zu halten.

Hunger und Sättigung – was ist das eigentlich?

»Also, Herr Doktor«, begann mir eine 28-jährige Frau zu berichten, »sie glauben gar nicht, wie viel ich essen kann. Ich würde platzen, wenn ich esse, bis ich satt bin. Das Gefühl, satt zu sein, kenne ich schon lange nicht mehr.«
Eine Beschreibung, die oft von Patienten gegeben wird, die sich nicht mehr trauen, sich satt zu essen. Aber ich kenne auch genau das Gegenteil, nämlich Patienten, die unter einem ständigen Hungergefühl leiden.
»Es ist schrecklich, ständig habe ich Hunger. Wenn ich dann immer essen würde, hätte ich bald 120 Kilo«, klagte eine 48-jährige Frau, die sich wegen ihres Übergewichts in unserer Forschungsstelle vorstellte.

Das Prinzip von Hunger und Sättigung

Hunger und Sättigung sind erlebte Gefühle, die der Organismus aussendet, um die Nahrungsaufnahme zu regulieren. Hunger ist sozusagen das Startsignal, Sättigung das Stoppsignal. Wenn die Schaltzentrale im Gehirn, denn dort werden diese Signale abgeschickt, diese nicht richtig steuert, kann es zu Problemen im Essverhalten kommen. Bei Infektionskrankheiten versendet sich das Startsignal häufig, woraus eine Appetitlosigkeit resultiert. Wer konzentriert arbeitet, »überhört« oder »vergisst« manchmal das Startsignal und bekommt dann wenige Stunden später einen »Bärenhunger«. Trotzdem sieht es so aus, als ob die meisten Menschen kaum Probleme mit dem Startsignal, dafür aber Schwierigkeiten mit dem Stoppsignal haben.
»Also, lieber kann ich eine ganze Mahlzeit ausfallen lassen als mich mit einem Apfel zu begnügen«, wissen viele Menschen mit Gewichtsproblemen aus ihrer Erfahrung zu berichten. Darum habe ich beispielsweise auch schon lange den Ratschlag von den »fünf kleinen Mahlzeiten« statt der drei großen zu den Akten gelegt. Wer mit dem Stoppsignal Probleme hat, der schafft sich mit fünf kleinen Mahlzeiten genau fünfmal am Tag ein Problem. Da sind nur drei Mahlzeiten, die wirklich mit einem angenehmen Sättigungsgefühl beendet werden, deutlich besser.

Verschiedene Forschungsansätze

Die Forschung zum Thema Hunger und Sättigung ist schon seit vielen Jahrzehnten aktiv. Um so erstaunlicher ist, dass klare und umfassende Erkenntnisse bis heute fehlen. »Das ist doch auch klar«, fasst Claus Leitzmann, Ernährungsprofessor an der Universität Gießen zusammen, »denn die Nahrungsaufnahme hat eine so lebenswichtige Funktion, die wird nicht nur über einen Schaltkreis geregelt. Das wäre der Natur zu riskant. Hunger und Sättigung laufen über viele, ineinander verschachtelte Regelsysteme. Darum kommen wir auch so schlecht hinter die Geheimnisse.«
Es gibt verschiedene Theorien, die aber alle ihre Schwachpunkte haben. Ein Erklärungsversuch nennt den Blutzuckerspiegel als Schaltstelle. Sinkt der Blutzucker, wird das Signal Hunger ausgelöst, steigt er an, erlebt man Sättigung. Eine andere Theorie basiert auf der Wärmebildung. »Wir essen, um warm zu werden und beenden die Mahlzeit, um Überhitzung zu vermeiden«, sagte der amerikanische Physiologe Dr. Brobeck. Inzwischen werden aber auch Hormone und Enzyme erforscht, die an der Hunger- und Sättigungsregulation beteiligt sein könnten. Insbesondere die Pharmaindustrie steckt immense Summen in diese Forschung, denn schließlich wären ein nebenwirkungsfreier, aber wirksamer Appetitzügler oder eine sättigungsverstärkende Pille *das* Medikament für die westlichen Industrienationen. Sicher sind hier in den nächsten Jahren Ergebnisse zu erwarten.

Psychologische Faktoren spielen eine große Rolle

Die gesamte Hunger- und Sättigungsregulation beim Menschen ist aber auch deshalb viel komplizierter, weil nicht nur physiologische Faktoren, sondern auch eine Reihe psychologischer Aspekte eine wichtige Rolle spielen. Warum, so möchte man gerne wissen, kann fast jeder Mensch, der nach einem mehrgängigen Menü ausreichend gesättigt ist, immer noch ein süßes Dessert essen? Warum konsumieren bulimische Frauen viele tausend Kalorien, ohne satt zu werden? (Das sind Mengen, bei denen normalen Essern längst schlecht würde.) »Das Auge isst mit«, heißt es im Volksmund, und Untersuchungen beweisen, dass Menschen von leckerem Essen mehr zu sich nehmen können als von eintöniger Kost. Selbst bei Ratten gibt es diesen Effekt, denn von einem leckeren Spezialfutter fressen sie viel mehr als von ihrem üblichen Laborfutter.

Lange war auch nicht klar, warum das Sättigungsgefühl »zur rechten Zeit« aktiviert wird, denn bis der Verdauungsprozess abgeschlossen und der Energiegehalt des Speisebreis im Körper analysiert worden ist, haben wir unsere Mahlzeit längst beendet. Wir werden eher satt, als dass der Körper aufgrund seiner Analyse das Sättigungsgefühl einschalten könnte. Des Rätsels Lösung heißt: Das Sättigungsgefühl unterliegt auch Lernvorgängen. Der Organismus lernt, die Sättigungswirkung mit Geschmack, Aussehen und Geruch einer Speise zu verkoppeln. Wer also, um es vereinfacht zu sagen, zum vierten Mal eine Schweinshaxe verspeist, wird rechtzeitig satt, weil sein Organismus inzwischen »weiß«, wie satt eine Schweinshaxe macht.

Viele figurbewusste Frauen sind zu gezügelten Esserinnen geworden, d. h. sie kontrollieren genau ihr Essverhalten, achten darauf, dass sie nicht zu viele Kalorien verzehren und beenden ihre Mahlzeit routinemäßig, auch wenn sie noch nicht satt sind. Was sie nicht wissen ist, dass durch diesen Prozess die gelernte Sättigung allmählich verschwindet. Der Organismus erlebt keine Sättigung mehr, was den Lernprozess immer wieder auffrischen würde. So machen sie dann irgendwann die Erfahrung, dass sie überhaupt nicht mehr satt werden.

Wer also satt werden will, muss sich auch häufiger satt essen, sonst verlöscht die gelernte Verbindung zwischen Nahrung und Sättigung.

Aber auch der Hunger ist an Lernerfahrung gekoppelt. Ein treffendes Beispiel dafür ist der Fall einer 58-jährige Kindergärtnerin, die sich drei Monate lang ausschließlich von einer »Formula-Diät« ernährte, um abzunehmen. »Also, Mittags habe ich dann doch ein Problem. Wenn ich gegen 13.00 Uhr aus dem Kindergarten komme und in meine Wohnung gehe, dann läuft mir auf der Treppe bereits das Wasser im Mund zusammen. Ich bekomme richtigen Hunger.« »Dann gehen Sie doch in den nächsten Tagen nicht nach Hause, sondern machen einen Einkaufsbummel im Warenhaus«, schlug ich ihr vor. Mein Tipp hatte Erfolg, wie sie in der nächsten Woche berichtete. Ihr Hungergefühl war jahrelang an das Treppensteigen zu Mittag konditioniert (gekoppelt) worden, denn anschließend hatte sie sich immer ihr Mittagessen zubereitet, das nun während der »Formula-Diät« ausfiel.

Physiologische Ursachen für die Sättigung

Eine direkte Rückmeldung, die für die Sättigungsmeldung im Körper verwertet wird, ist natürlich auch der mechanische Reiz, der durch die Magendehnung ausgelöst wird. Diese Wirkung nutzen so genannte Sättigungskapseln. Sie enthalten gepresste Zellulose, die im Magen aufquillt und dann durch ihr Volumen ein deutlicheres Sättigungsgefühl bewirkt.

Magendehnung wirkt aber nicht von einer Minute auf die andere. Es dauert schon ein paar Minuten, bis die Magenfüllung als Sättigungswirkung erlebt wird. Studien zeigen, dass Übergewichtige häufiger unter Völlegefühl leiden. Sie tendieren auch dazu, schneller zu essen als Normalgewichtige. Beide Beobachtungen passen zusammen, denn wer zu schnell isst und nicht wartet, bis sich die Sättigung eingestellt hat, wird leicht zu viel gegessen haben. Das verursacht Völlegefühl. Beim Alkohol weiß jeder, das sich der Schwips ein bisschen Zeit lässt. Keiner fühlt sich sofort betrunken, nachdem er ein Wasserglas Wodka geleert hat. Doch ein paar Minuten später greift die Wirkung.

Langsam und vor allem genussvoll essen, das ist eine wirksame Angewohnheit, um der Sättigung die ausreichende Zeit zu geben, sich angenehm zu melden und nicht in Völlegefühl auszuarten.

Die Bedeutung der Kohlenhydrate für Hunger und Sättigung

Die Theorie, dass der Blutzucker Einfluss auf die Sättigung hat, hat etwas für sich. Denn wenn der Blutzuckerspiegel abfällt, was ein Zeichen dafür ist, dass die Kohlenhydratvorräte im Körper zur Neige gehen, signalisiert das Gehirn ein Hungergefühl. Und das hat einen triftigen Grund: Das Gehirn kann nicht mit beliebiger Energie ernährt werden, denn es kann nur Kohlenhydrate (Glukose) verwerten. Da die zentrale Schaltanlage im Kopfe jedes Menschen nicht aufgrund von Mangelernährung ausfallen darf, achtet der Organismus permanent darauf, dass vor allem in der Leber ausreichend Nahrungsvorrat (in Form von Glykogen) gespeichert ist. Diese Kohlenhydratspeicher sind nicht sehr groß, nur etwa 300 bis 350 Gramm (etwa 1400 kcal) können dort abgelegt werden. Diese Energie ist aber nicht dem Gehirn allein vorbehalten. Die Energiespeicher werden auch genutzt, um beispielsweise schnell Energie für körperliche Aktivitäten zur Verfügung zu stellen. Werden diese Speicher nun angezapft, und sinkt der Füllstand bis zu einem gewissen Grad, ist es daher nur logisch – besser physiologisch – den Mensch durch Hunger zur Nahrungsaufnahme anzuhalten, wenn seine Gehirnspeise knapp wird. Die Ursache für den Hunger ist aber nicht die Versorgung des Körpers mit Nährstoffen, sondern des Gehirns. Mancher hat schon selbst erfahren, wenn ihm durch Unterzuckerung etwas schwindelig wird, wie schnell ein Stückchen Traubenzucker helfen kann, das drohende Defizit zu beheben,.

Kohlenhydrate – Zielgröße in der Hungerregulation

Kohlenhydrate sind also – neben der allgemeinen Versorgung mit Nahrungsenergie – auch eine Zielgröße, die insbesondere von der Hungerregulation berücksichtigt wird. Ob der Süßhunger, den rund 50 Prozent der Menschen erleben, auch damit in Zusammenhang steht, werden wir später noch besprechen. Wichtig an dieser Stelle erscheint mir jedenfalls festzuhalten, wie wenig physiologischen Sinn es macht, bei intensivem Hunger eine Bratwurst zu verzehren. Wenn Hunger ein Signal dafür ist, dass die Gehirnnahrung Kohlenhydrate zu Ende geht, dann wird das Problem mit der Zufuhr von einer fettlastigen Mahlzeit nicht gelöst. Im Gegenteil, denn der Hunger wird sich schon bald wieder melden. Denn es fehlen noch immer Kohlenhydrate, auf die der erste Hunger ausgerichtet war.

Kohlenhydrate machen länger satt

Wir können nun verstehen, dass Kohlenhydrate eine langfristige Sättigungswirkung erzeugen, die – bei gleicher Kalorienzahl – im Vergleich zu Nahrungsfetten etwa doppelt so hoch ist. Natürlich macht auch der Hamburger mit Pommes und Mayo satt, denn er füllt den Magen. Aber die Sättigungswirkung hält nicht lange vor. Eine große Portion Kartoffeln mit Gemüse, einer Scheibe Braten und etwas Sauce dagegen gibt ein angenehmes Sättigungsgefühl über eine doppelt so lange Zeitspanne.

Fett in der Nahrung erhöht die Kalorienzufuhr

Fett hat also eine geringere Sättigungswirkung als Kohlenhydrate. In wissenschaftlichen Studien wurde festgestellt, dass ein höherer Fettanteil in der Nahrung nicht mehr sättigt, sondern nur die Gesamtkalorienaufnahme erhöht. Ein größerer Fettanteil führt nicht dazu, dass weniger Kohlenhydrate oder Eiweiß aufgenommen werden. Die mangelnde Sättigungswirkung von Fett schlägt sich also immer in einer gesteigerten Energieaufnahme nieder.

Eine erhöhte Fettaufnahme kann aber noch ganz andere Auswirkungen haben. Im Tierversuch konnte gezeigt werden, dass junge Ratten, die mit fettreicher Nahrung aufgezogen wurden, ein schlechteres Erinnerungsvermögen aufwiesen, als ihre Artgenossen. Die Forscher, die diese Ergebnisse im »New Scientist« vorstellten, vermuten, dass überschüssiges Fett die Aktivität des Insulins beeinflusst und damit die Aufnahme von Glukose ins Gehirn behindert.

Der Einfluss der Wahrnehmung

Sättigung kann man sich auch einbilden. Sie alle kennen wahrscheinlich die Wirkung des sogenannten »Placeboeffekts«. Hier hilft oft schon der Gedanke, ein Medikament einzunehmen, um eine Linderung der Symptome herbeizuführen – auch wenn die Pille eigentlich wirkungslos ist. Ähnliche Phänomene konnte ich auch beim Thema Sättigung feststellen. Es ist schon viele Jahre her, da habe ich wieder Versuchspersonen an die Füttermaschine gesetzt und sie gebeten, Astronautennahrung zu saugen, bis sie satt wären. Doch bei diesem Experiment ging es nicht um die Auswirkungen von Stress. Vor der Mahlzeit am Saugröhrchen gab es an einem Tag ein Glas Wasser zu trinken, an anderen Tagen mal eine klare Rinderbrühe, mal eine Linsensuppe zu essen. Ich wollte erforschen, wie sich diese »Vorspeisen« auf die anschließende Nahrungsaufnahme auswirken. Das Ergebnis war eindeutig: Bereits das Glas Wasser sorgte dafür, dass anschließend 13 Prozent weniger verzehrt wurde, bei den Suppen war der Effekt noch größer. Besonders interessant war, dass alle Versuchspersonen der Meinung waren, dass das Wasser ihren Appetit nicht gedämpft hätte. Die Suppen dagegen hätten mehr gesättigt. Man sagt sich, dass Wasser eben nicht satt macht, auch wenn es über die Magenfüllung doch einen sättigenden Effekt ausübt.

Wie reagiert man auf Nahrung im Überfluss

Wie groß der Einfluss unserer Wahrnehmung auf die Sättigung ist, zeigte ein anderes Experiment. Bei einem Besuch auf einem Bauernhof hatte ich eine Kükentränke entdeckt, aus der die kleinen Hühner den ganzen Tag Wasser trinken konnten, ohne dass das Trinkgefäß leer wurde, weil es sich automatisch immer wieder auffüllte. Diese Beobachtung ließ mich nicht los. Wie würden wohl Menschen reagieren, wenn ihnen ihre Nahrung in dieser Weise angeboten würde? In einem Haushaltswarengeschäft kaufte ich zwölf tiefe Teller. Anschließend ließ ich in einer Glaserei in die Mitte jedes Tellers ein acht Millimeter großes Loch bohren. Die so präparierten Teller wurden später im Esslabor installiert. In das Bodenloch wurde ein Kunststoffschlauch eingesteckt und durch ein Loch im Tisch unsichtbar in eine Kabine geführt und dort in ein Vorratsgefäß verbunden, das auf gleicher Höhe wie der Teller lag. Während des Versuchs gab es für die Probanden pürierte Suppe, die durch den Schlauch immer wieder in den Teller nachfloss, wenn eine Versuchsperson einen Löffel entnommen hatte.
Wann würden die Versuchspersonen merken, dass sie aus einem »Trickteller« aßen? Die Gesamtauswertung der Untersuchung zeigte eindeutig, dass Übergewichtige viel länger ihre Suppe löffelten als Normalgewichtige. Übergewichtige essen fast die doppelte Menge, bis ihnen auffällt, dass der Teller nicht leer wird. Normalgewichtige Versuchspersonen erleben offenbar viel schneller eine innere Rückmeldung, dass sie satter werden, ohne erkennbar viel gegessen zu haben. »Also, irgendwas stimmt hier nicht«, höre ich noch jemanden sagen. »Ich werde satt und der Teller bleibt voll. Ich muss doch etwas gegessen haben«. Vielleicht sollten Mütter und Väter ihren Kinder nicht beibringen, erst dann satt zu sein, wenn sie »brav« den Teller leer gegessen haben. Die Wahrnehmung für die innere Sättigung könnte dadurch übersteuert werden. Wie bei meinen Versuchspersonen mit Gewichtsproblemen, die eher auf das Augensignal »leerer Teller« gewartet als die »innere Stimme« vernommen haben.

Übergewichtige lassen sich vom optischen Eindruck leiten

In einer anderen Serie, die Dr. Manfred Oetting betreut hat, wurden die Versuchspersonen noch viel schlimmer in die Irre geführt. Auf dem Tisch im Esslabor stand ein mit Astronautenkost gefüllter Plexiglaszylinder. Unten am Gefäß war ein Trinkröhrchen eingestöpselt. Wieder sollten die Versuchspersonen so viel trinken, bis sie ausreichend gesättigt waren. Während der Mahlzeit konnten sie am fallenden Pegel erkennen, wie viel sie getrunken hatten. Und genau hier begann die Fehlinformation. Ihr Trinkröhrchen wurde nämlich, ähnlich wie beim Trickteller, unsichtbar durch den Tisch in ein anderes Gefäß geführt. Die aus diesem Gefäß entnommene Menge wurde exakt gemessen. Eine Pumpe, die mit dem für die Probanden sichtbaren Gefäß verbunden war, saugte zunächst die gleiche Menge aus dem Plexiglaszylinder auf dem Tisch ab.

Später wurde die abgepumpte Nahrungsmenge wurde dann aber im Verhältnis zur tatsächlich getrunkenen Menge verändert. An zwei Tagen wurden 25 Prozent oder 50 Prozent mehr abgepumpt, an anderen zwei Tagen 25 Prozent oder 50 Prozent weniger. War eine Versuchsperson gewohnt, z. B. 500 ml Liter Astronautenkost zu verzehren, dann hätte sie an diesen Tagen 625 oder 750 ml bzw. nur 375 oder 250 ml trinken dürfen, um den sichtbaren Pegelstand im Plexiglaszylinder auf den gewohnten Stand zu bringen.

Die Versuchsanordnung hat erstaunlich gut funktioniert. Vor allem die übergewichtigen Versuchsteilnehmer ließen sich tatsächlich irreführen. Sie tranken etwa so viel, dass sie den gewohnten Pegelstand erreichten. Dann waren sie satt – obschon dieses gleiche Sättigungsergebnis mit völlig unterschiedlichen Mengen erreicht wurde. Normalgewichtige Versuchsteilnehmer reagierten empfindlicher, sie erklärten sich ihre unterschiedlichen Trinkmengen (die in Wirklichkeit eher nicht verschieden waren) mit Argumenten, wie »Heute habe ich aber großen Appetit« oder »Heute schmeckt's mir offenbar nicht richtig«. Ist es nicht erstaunlich, wie gut manche Menschen durch innere Regulation in ihrer Nahrungsaufnahme geführt werden? Sie müssen sich sogar ihr eigenes Verhalten selbst erklären, weil sie nicht wissen können, wie konstant und regelmäßig sie eigentlich gegessen haben. Nur die falsch eingestellte Pumpe war die Ursache, nicht aber ihr gesteigerter oder gedämpfter Appetit.

Kohlenhydrate steigern das Wohlbefinden

Gut erforscht ist auch die positive Wirkung von Kohlenhydraten auf das psychische Wohlbefinden des Menschen. Vor wenigen Jahren gab mein Mitarbeiter Norbert Maus seinen Versuchspersonen, die nach dem Zufallsprinzip in zwei Gruppen eingeteilt worden waren, über mehrere Wochen Speisepläne aus. Die Pläne für die eine Gruppe boten eine kohlenhydratreiche Kost (60 Prozent der Kalorien stammten aus Kohlenhydraten). Die andere Gruppe erhielt eine eiweißreiche Ernährung (40 Prozent der Kalorien stammten aus Eiweiß). Täglich füllten die Versuchsteilnehmer eine Liste mit Eigenschaftswörtern aus, mit der sich aktuelle Stimmungen messen lassen.

Das Ergebnis war eindeutig. Beide Gruppen starteten mit vergleichbarer Stimmungslage, doch bereits in der ersten Woche schon wurde die Befindlichkeit der Kohlenhydratgruppe positiver, während sich bei den Eiweißessern eher ein leichter Abfall der Stimmung zeigte. Kohlenhydrate machen also gute Laune.

»Zucker ist Nervennahrung«, das hat der Volksmund schon lange festgestellt. US-Professor Richard Wurtman ist dieser Frage auch intensiv nachgegangen. Er konnte feststellen, dass ein besonderer Botenstoff im Gehirn, nämlich das Serotonin, vor allem aus Tryptophan gebildet wird. Tryptophan wiederum ist ein Eiweißbaustein, den wir mit unserer Nahrung aufnehmen. Doch jetzt wird es etwas kompliziert. Es ist nämlich nicht so, dass viel Tryptophan ins Gehirn gelangt, wenn wir auch viel eiweißreiche Kost essen. Denn neben Tryptophan gibt es noch andere große Eiweißbausteine, die die Transportwege ins Gehirn sofort besetzen, sodass letztlich kaum noch Tryptophan ins Gehirn gelangt.

Jetzt können wir auch verstehen, warum sehr eiweißreiches Essen manchmal die gute Laune verdirbt und einen Menschen eher angespannt und hektisch werden lässt. Das ist ein Zeichen dafür, dass zu wenig Tryptophan im Gehirn zur Verfügung steht, um ausreichend Serotonin herzustellen. Kommen wir nun aber zu Kohlenhydraten.

Kohlenhydrate, insbesondere Zucker als konzentriertes Kohlenhydrat, sorgen für eine Insulinausschüttung. Das Hormon wird in der Bauspeicheldrüse produziert, damit der Blutzuckerspiegel wieder abgebaut wird. Gleichzeitig aber sorgt Insulin auch dafür, dass Eiweißbausteine an die Muskeln gebunden werden – damit bleiben die Transportwege ins Gehirn für das Tryptophan offen.

Nach dem Verzehr von Kohlenhydraten kann im Gehirn aus dem einströmenden Tryptophan verstärkt das Serotonin gebildet werden. Serotonin ist ein Neurotransmitter, also ein Botenstoff, der dafür sorgt, dass die Nervenzellen über die Nervenleitungen besser »telefonieren« können, denn die Informationsübertragung von Leitung zu Zelle ist eine chemische Reaktion, die auf Serotonin angewiesen ist.

Warum Schokolade glücklich macht

Forscher wie der Neurobiologe Professor Gerald Hüther aus Göttingen glauben, dass dieser »Serontonineffekt« auch durch Fett ausgelöst werden kann. Das würde verständlich machen, warum Schokolade als Kombination von Fett- *und* Kohlenhydraten eine so unnachahmliche psychische Wirkung hat. Wäre Schokolade erst heute erfunden worden, wäre sie vermutlich nur in der Apotheke erhältlich, denn sie wirkt wie ein Beruhigungsmittel.

Dem Geheimnis der Schokolade wollte auch US-Professor Paul Rozin auf die Spur kommen. Er suchte sich für seine Untersuchung Versuchspersonen, die sich selbst als »Chocoholics« bezeichneten und häufig unter Schokoladenhunger litten. Im Versuch gab er ihnen fünf Päckchen mit. Bei einem akuten »Schokoladenanfall« sollten Sie jeweils eines der kleinen Pakete öffnen und den Inhalt essen. Die Päckchen enthielten:

1. Braune Milchschokolade
2. Weiße Schokolade
3. Kapseln, die mit der gleichen Menge Kakao gefüllt waren, wie sie in einer Tafel Schokolade enthalten ist
4. Weiße Schokolade plus Kakaokapseln
5. Nichts – denn das fünfte Päckchen war leer

Die Versuchspersonen sollten später in einen Fragebogen eintragen, wie gut ihnen der Inhalt der Päckchen »geholfen« hat.

Das Rätsel um die Schokolade konnte Paul Rozin zwar nicht ganz lösen. Doch eindeutig war, dass braune Schokolade den mit Abstand größten Beruhigungseffekt hatte. Besser als weiße Schokolade, die wiederum positiver beurteilt wurde als die Kakaokapseln oder gar das leere Päckchen. Es ist wohl die einmalige Kombination aus Schmelz und Inhaltsstoffen der braunen Schokolade, die als so wohltuend empfunden wird. Denn es sind weder die Substanzen aus dem Kakao noch das Fett alleine. Wäre dies der Fall, hätte der Inhalt der anderen Päckchen – bis auf das leere – ebenso gute Wirkung zeigen müssen.

Wie Inhaltsstoffe uns beeinflussen

Wer erlebt hat, dass seine Befindlichkeit durch Schokolade, Zucker oder ganz allgemein durch Kohlenhydrate verbessert wird, macht eine Lernerfahrung, die auch im Organismus, also im Nervensystem, abgespeichert wird. Dieser Lerninhalt kann dann später immer wieder aktiviert werden. So entsteht der Süßhunger. Der Körper weiß, welche Empfindungen er melden muss, um Wohlbefinden zu erlangen. Auch ein Absinken der Kohlenhydratvorräte in den Speichern kann auf diese Weise zu einem gesteigerten Bedürfnis nach Süßem führen.

Solche Reaktionen, von denen es möglicherweise noch viel mehr gibt, als bisher erforscht werden konnten, unterliegen zunächst natürlich nicht der »Willenskontrolle«, sondern körpereigenen Reaktionen, wie es Hunger und Sättigung zumeist auch sind. Einem Übergewichtigen »Willensschwäche« vorzuwerfen, ist daher genauso falsch wie jemanden dafür verantwortlich zu machen, wenn er Hunger verspürt. Doch das Wissen um solche Zusammenhänge kann durchaus helfen, mit den persönlichen »Erlebnissen aus dem Körper« besser oder anders umzugehen.

Macht Zucker wirklich dick?

Jahrzehntelang war es eine immer wiederkehrende Botschaft, die gebetsmühlenartig in jeder Ernährungsaufklärung vorkam: »Zucker macht dick!« Es ist also nicht verwunderlich, dass die meisten Menschen vor den Zuckerkalorien geradezu Angst haben.

Die meisten Menschen glauben tatsächlich, dass Zucker dick macht. Wenn in einem Restaurant der Kellner die Dessertkarte vorlegt, dann traut sich kaum jemand, nach Herzenslust zu bestellen. Entschuldigungen werden vorgebracht, wie »Na ja, heute darf ich mal eine Ausnahme machen, denn ich hatte eine Woche lang nichts Süßes« oder »Ich sündige aber nur heute« oder »Ab morgen bin ich wieder vernünftig«. Es gibt kaum eine Speise, die so häufig mit schlechtem Gewissen verzehrt wird, wie die » Süßspeise«.

Daran ist die Ernährungswissenschaft nicht ganz unschuldig, denn die so genannten »leeren« Zuckerkalorien wurden schon immer als »Bösewicht« dargestellt, der zum Übergewicht beiträgt. Manche selbst ernannten Ernährungsexperten setzen noch eins drauf und beschuldigten den Zucker ein »Vitamin-« oder »Kalziumräuber« zu sein. Unter dem Druck dieser schlechten Botschaften verbieten Eltern ihren Kindern gerade die Lebensmittel, für die diese eine angeborene Vorliebe haben – Süßigkeiten. Süßigkeiten – so haben wir schon 1984 in einer repräsentativen Umfrage festgestellt – führen bei 17 Prozent der deutschen Familien regelmäßig zu kleinen, aber heftigen »Familienkriegen« zwischen Müttern und ihren Kindern. »Du sollst nicht so viel Süßes naschen. Von Zucker wirst du dick und deine Zähne gehen kaputt«, wie oft haben Kinder diese Botschaft gehört? Geholfen hat sie allerdings nicht, denn der Zuckerkonsum in Deutschland ist seit Jahrzehnten unverändert.

Was die Zähne angeht, so ist der Umgang mit Naschereien nicht ganz ohne. Zucker, aber auch andere schnell vergärende Kohlenhydrate, sind die bevorzugte Nahrung der Mundbakterien, die Zucker aufnehmen und Säure ausscheiden. Diese Säure führt zur Demineralisierung des Zahnschmelzes, ein Prozess, der letztendlich zur Karies führt. Doch üblicherweise sorgt der Speichel mit seinen Mineralstoffen dafür, dass der Zahnschmelz wieder remineralisiert wird. Das gelingt aber nur, wenn bis zur nächsten Säureattacke ausreichend Zeit bleibt. Die beste Vorbeugung gegen Karies ist gute Mundhygiene, bei der die Plaques (bakterielle Zahnbeläge) entfernt werden, sodass erst gar keine Säure fließen kann. Auch die Fluoridierung der Zähne ist eine nützliche Maßnahme, um der Kariesentstehung vorzubeugen. Durch fluoridierte Zahncremes und den Zusatz von Fluor bei Kochsalz haben deutsche Kinder heute – trotz ihres unveränderten Zuckerkonsums – viel bessere Zähne als noch vor einigen Jahren.

Welches Risiko geht denn nun wirklich von Zucker aus? Vorreiter war die amerikanische Lebensmittelbehörde (FDI), die es genau wissen wollte. Sämtliche wissenschaftlichen Untersuchungen zum Thema Zucker und Krankheiten wurden gesichtet. Eindeutiges Ergebnis: *Zucker ist ein sicheres Lebensmittel.* In den USA gibt es für diesen Sachverhalt das Prüfsiegel »GRAS« (Generally Acknowleged As Save = »wird grundsätzlich für sicher gehalten«). Das kariogene Risiko wurde zwar erkannt, aber nicht für ausschlaggebend gehalten, da dagegen mit Mundhygiene vorgebeugt werden kann. Die Entstehung anderer Erkrankungen, wie Zuckerkrankheit, Herz-Kreislauf-Erkrankungen, Übergewicht und viele andere mehr konnte nicht mit Zuckerverzehr in Verbindung gebracht werden.

Warum Zucker nicht dick macht

Zucker verursacht kein Übergewicht? Schwer zu glauben, dass ein Mensch mit »süßer Zunge« nicht allmählich Pfunde sammelt. Schließlich schlummern in 100 Gramm Zucker immerhin gut 400 Kilokalorien! Es war das Verdienst von Professor Acheson und seinen Mitarbeitern, das Rätsel um den Zucker gelöst zu haben.

Die Forscher haben sich die Kohlenhydrate einmal genauer vorgenommen, d. h. sie haben analysiert, was mit Kohlenhydraten im menschlichen Körper genau passiert. Sie untersuchten dafür Studenten, die im Versuch freiwillig große Mengen Kohlenhydrate verzehrten. Mengen, die man als normale Nahrung kaum essen kann, weil die Volumina so groß sind. Darum gaben die Forscher ihren Versuchspersonen die Kohlenhydrate in flüssiger Form.

Die Ergebnisse waren eine Überraschung. Dr. Acheson entdeckte bei seiner Untersuchung, dass der menschliche Organismus die Kalorienquelle Kohlenhydrate nicht grundsätzlich in Körperfett umwandelt, sondern als Betriebsenergie verbrennt. Bei den riesigen Kohlenhydratmengen, die seine Versuchspersonen aufnahmen, zeigte sich, dass erst ab der Zufuhr von etwa 500 Gramm reinen Kohlenhydraten der Umwandlungsprozess in Körperfett anlief. Menschen können also tatsächlich Kohlenhydrate in Fett umwandeln – werden dies aber erst nach der Aufnahme von riesigen Kohlenhydratmengen auch wirklich tun. Vor wenigen Jahren sind auch deutsche Forscher, wie Professor Noack vom Institut für Ernährungsforschung in Potsdam-Rehbrücke, zu ganz ähnlichen Ergebnissen gekommen.

»Zucker macht dick!« – wie konnte es eigentlich dazu kommen, dass 40 Jahre lang eine so grundfalsche Botschaft verbreitet wurde? Der Irrtum ist zwar nicht entschuldbar, aber zumindest verständlich. Viele Tiere, wie Schweine, Ratten oder Vögel, werden tatsächlich von Kohlenhydraten fett. Jeder Landwirt weiß, dass er seine Schweine mit Kartoffelschalen mästen kann. Man hat einfach vom Tier auf den Menschen geschlossen und es einfach nicht für möglich gehalten, dass der menschliche Stoffwechsel anders funktioniert.

Zum Schluss also die gute Nachricht an alle Leserinnen und Leser, die sich gerne etwas Süßes gönnen: Zucker macht nicht dick! Sie sollten aber nicht mehr als ein Pfund Zucker am Tag essen, denn das ist der Grenzwert für den menschlichen Organismus. Doch wer isst schon ein halbes Kilo reinen Zucker am Tag?

Diese Grenze gilt natürlich für Kohlenhydrate insgesamt. Da Zucker ein sehr konzentriertes Kohlenhydrat ist, werden die Mengen bei anderen kohlenhydrathaltigen Lebensmittel viel üppiger, sodass kaum die Gefahr besteht, über die Grenze von 500 Gramm zu kommen. Einige Beispiele machen das klar.

500 Gramm Kohlenhydrate stecken in:

1 kg Gummibärchen oder 2,5 kg Nudeln oder 3 kg Kartoffeln oder 1,1 kg Brot oder 20 kg Blumenkohl.

Diese Mengen werden in unserer Esskultur üblicherweise nicht verzehrt. Die Magenfüllung als direktes Sättigungssignal und der hohe Sättigungswert der Kohlenhydrate fungieren als »automatische« Bremse. Allerdings lassen sich 500 Gramm Zucker – gelöst in Cola, Limo oder Apfelsaft – trinken, wenn man es schafft vier bis fünf Liter Flüssigkeit am Tag zu sich zu nehmen. Das Problem ist, dass Getränke kaum sättigen.

Die Energieaufnahme ist an vier Stoffe gebunden

Appetit, Hunger und Sättigung sind primäre Signale unseres Körpers, deren Aufgabe es ist, die Energieversorgung zu regulieren. Der Begriff »Kalorie« stellt nur eine Maßeinheit dar. »Kalorien« kann man nicht essen oder trinken. Die Energieaufnahme ist nämlich an konkrete Stoffe gebunden: Kohlenhydrate, Fette, Eiweiß und Alkohol. Jede dieser vier Energiequellen wirkt anders. Darum macht es wenig Sinn, sie alle pauschal unter dem gleichen Begriff der »Kalorie« zusammenzufassen.

Da die Energieträger so verschieden sind, macht es wenig Sinn, weiter in Kalorien zu denken oder gar zu rechnen.

Kurzportrait Kohlenhydrate

Kohlenhydrate finden sich fast nur in pflanzlichen Lebensmitteln (auch Milchzucker ist ein Kohlenhydrat). Kohlenhydrate haben eine gute Sättigungswirkung. Sie bringen viel Volumen auf den Teller, weil sie zumeist mit Wasser und Ballaststoffen kombiniert sind. Außerdem liefern sie verschiedene Vitamine und Mineralstoffe. Aus Koh-

lenhydraten stellt der Organismus leicht die Gehirnnahrung Glukose her. Kohlenhydrate, insbesondere Zucker, lassen den Rohstoff zur Serotoninbildung ins Gehirn. Das verbessert die psychische Befindlichkeit.
Einfachzucker erkennt man am konzentriert süßen Geschmack. Sie werden vom Körper schnell resorbiert. Komplexe Kohlenhydrate, wie Gemüse, Kartoffeln und Getreideprodukte, Nudeln und Reis, schmecken nicht süß und werden langsamer aufgenommen. Aber alle Kohlenhydrate werden im Körper zu Glukose umgebaut. Werden weniger als 500 Gramm Kohlenhydrate pro Tag aufgenommen, werden diese verbrannt und nicht in Körperfett umgebaut. Ein Gramm Kohlenhydrate liefert gut vier Kilokalorien.

Kurzportrait Fette

Fette können sowohl aus tierischen als auch aus pflanzlichen Produkten stammen. Sie unterscheiden sich nach ihrem Fettsäuremuster. Es gibt gesättigte und einfach sowie mehrfach ungesättigte Fettsäuren. Die ungesättigten Fettsäuren (meist Pflanzenfette) wie z.B. Olivenöl werden ernährungsphysiologisch positiver beurteilt als die gesättigten Fette (meist tierische Fette wie Butter und Schmalz). Jedoch gibt es bei den verschiedenen Fettsäuren keinen Unterschied hinsichtlich der Energiebilanz (Gewicht). Fett hat einen geringen Sättigungswert, zumal auch fettreiche Speisen und Produkte meist ein kleineres Volumen haben als beispielsweise Kohlenhydrate. Nahrungsfette können vom Organismus leicht als Körperfett gespeichert werden. Ein Gramm Fett liefert gut neun Kilokalorien.

Kurzportrait Eiweiß

Eiweiß (auch Protein genannt) ist ein lebenswichtiger Stoff, da der Körper eine Reihe von Eiweißbausteinen selbst nicht herstellen kann und diese darum mit der Nahrung aufnehmen muss. Eiweiß ist in tierischen und pflanzlichen Lebensmitteln enthalten – z. B. in Fleisch- und Wurstwaren, aber auch in Milch- und Sojaprodukten sowie in Hülsenfrüchten. In Deutschland wird eher zu viel als zu wenig Eiweiß aufgenommen. Protein hat den höchsten Sättigungswert. Ein Gramm Eiweiß liefert gut vier Kilokalorien.

Kurzportrait Alkohol

Alkohol ist eine giftige Substanz, die vom Körper nur in mäßigen Mengen über längere Zeit toleriert wird, z. B. bis zu 20 Gramm pro Tag bei Frauen und bis zu 40 Gramm pro Tag bei Männern. Alkohol hat keine Sättigungswirkung. Im Gegenteil, bei manchen Menschen regt Alkohol den Appetit an. Da Alkohol die Fettverbrennung im Körper hemmt, wirkt Alkohol letztlich wie Fett. Ein Gramm Alkohol hat gut sieben Kilokalorien.

Statt einfach von Kalorien werden wir ab jetzt von Kohlenhydratkalorien, Fettkalorien, Eiweißkalorien und Alkoholkalorien sprechen.

Wie wir selbst uns ärgern

Warum Diäten nicht funktionieren können, wenn sie einfach nur weniger Kalorien auf den Tisch bringen, kann man jetzt allmählich verstehen. Denn eine Schlankheitsdiät im »klassischen« Sinne ist ja nichts anders als eine Hungersnot, nur dass sie freiwillig begonnen wird. Doch das weiß der Körper natürlich nicht. Er stellt aber fest, dass immer weniger Kalorien zur Verfügung stehen. Darum besinnt er sich auf sein evolutionsbiologisches Programm und legt den Spargang ein. Jede Abmagerungskur ist ein Ereignis, auf das der menschliche Körper seit Jahrtausenden vorbereitet ist.

Mit der freiwilligen Hungersnot kommen wir also nicht weiter, solange unser Körper das Überleben im Auge hat – und das ist auch ganz richtig so! Wer aber konsequent gegen das Programm des Körpers arbeitet, entwickelt schließlich schwere Essstörungen wie Magersucht oder Ess-Brech-Sucht.

In den letzten Jahren wurden aber wichtige Forschungsergebnisse bekannt, die helfen können, »eine bessere Figur zu machen«, ohne mit der Gegenregulation des Körpers in Konflikt zu geraten.

Misserfolge sind oft hausgemacht

Viele Menschen denken immer häufiger über ihr Essverhalten nach und versuchen alles Mögliche, wenn das Körpergewicht in den »roten Bereich« gerät. Die Erfahrungen von acht Patienten habe ich zusammengetragen, um sie gemeinsam mit Ihnen zu analysieren.

- »Wie oft habe ich mir schon verboten, Schokolade zu essen. Aber dieser Vorsatz hält nur ein paar Tage, dann mache ich wieder eine Tafel auf und vertilge sie in einem Rutsch.«
- »Mein Standfahrrad wollte ich jeden Abend eine halbe Stunde lang nutzen. Vor vier Wochen habe ich es in die Garage gestellt, weil es im Schlafzimmer nur ungebraucht rumstand.«
- »Ich habe nur noch Vollkornbrot eingekauft, weil ich kein Toastbrot mehr essen wollte. Mein Mann hat nicht mitgemacht, jetzt esse ich auch wieder Toastbrot.«

- »Jeden Tag vor dem Mittagessen wollte ich immer einen schönen Salatteller essen. Habe ich auch eine Woche lang gemacht. Ja, irgendwie hatte ich dann aber keinen Salat mehr im Haus. Da ist das dann wieder anders geworden.«
- »Ich wollte ganz eisern sein, höchstens einen halben Schoppen Wein pro Abend. Aber dann hatten wir Besuch, da kann ich als Gastgeber nun auch nicht so sein. Jetzt trink ich wieder mehr.«
- »Für zehn Wochen habe ich mir die neue ›Brigitte-Diät‹ vorgenommen. Alle Rezepte lagen in der Küche. Schon am vierten Tag fehlten mir aber ein paar Zutaten. Was sollte ich machen? Dann habe ich wieder gekocht wie sonst auch.«
- »Ich habe in vier Wochen genau fünf Kilo abgenommen. Darum haben wir ein großes Fest gefeiert. Na ja, Sie wissen schon ...«

Das sind ganz typische Berichte, die man so immer wieder hört. Sie erzählen von persönlichen Misserfolgen, die aber im Grunde »hausgemacht« sind, da wir Menschen uns selbst Fallen stellen, in die wir todsicher hineintappen.

Die erste Falle: programmierter Misserfolg durch unrealistische Ziele

Die erste Falle ist eigentlich ganz einfach zu verstehen: Unrealistische Zielvorstellungen führen zwangsläufig zu einem Misserfolg. Meist wird schon bei der Planung der Gewichtsabnahme die Falle gestellt.

»Zehn Kilo in acht Wochen!« oder »Ich will 20 Kilo abnehmen!« sind so unrealistische Zielvorstellungen, wie der Vorsatz eines Normalverdieners: »Ich will im nächsten halben Jahr eine Million Euro verdienen«.

In dem Moment, in dem Menschen sich ihre Ziele setzen, wollen sie sich etwas Gutes tun. Sie stellen sich vor, wie schön das Leben doch wäre, wenn sie reich, schön, berühmt oder eben schlank wären. Das ist sicherlich verständlich und nachvollziehbar. Doch hier muss der Verstand eingreifen, damit sich die Vorstellung vom schönen Leben nicht (wieder einmal) in einen vorprogrammierten Misserfolg verwandelt.

Zwei Frauen haben jeweils genau fünf Kilo abgenommen. Frau A. hatte sich sechs Kilo vorgenommen. Frau B. wollte vier Kilo abnehmen. Psychisch liegen zwischen Frau A. und Frau B. jedoch Welten. Frau A. beklagt ihren Misserfolg, leidet unter Selbstzweifel und resigniert. Frau B. jubelt und ist stolz auf sich, denn sie hat ihr Ziel sogar noch übertroffen.

Ein Mensch, der 100 Kilo wiegt, will natürlich mindestens 30 Kilo abnehmen. Aber dafür sollte er sich mehr als ein Jahr Zeit nehmen. Sonst macht er sich mit seinem Ziel unglücklich. Es ist nicht einfach, sich realistische Ziele zu setzen. Wer aber auf unrealistische Ziele setzt, hat wenig später durch den Misserfolg Probleme mit seinem Selbstwertgefühl.

Nur Erfolge sind Erlebnisse, die uns Menschen positiv stimmen, unser Verhalten stabilisieren und die Motivation schaffen, das nächste Ziel anzugehen.

Wenn Sie später Ihren eigenen Trainingsplan erarbeiten, denken Sie bitte an diese erste Falle.

Die zweite Falle: zu strenge Vorsätze

Die zweite Falle ist etwas schwieriger zu verstehen. Wie die erste Falle führt auch sie zum Misserfolg, den man auch in diesem Fall vermeiden könnte. In den Erfahrungsberichten der Patienten tauchen häufig Worte auf wie »ab sofort«, »immer« oder auch »nie mehr«. Hat jemand beschlossen, abzunehmen und sieht den Grund für sein Übergewicht in der Tafel Schokolade, die er jeden Tag vernascht, dann beschließt dieser Mensch ganz logisch und richtig: *»Ab sofort esse ich nie mehr Schokolade!«*

Ein »Bewegungsmuffel« will sein Leben ändern, kauft sich ein Rennrad und beschließt ganz logisch und richtig: *»Ab morgen werde ich jeden Tag eine halbe Stunde Rad fahren!«*

So logisch und richtig solche Vorsätze auch scheinen, sie sind leider total unpsychologisch, weil sie nur Frust und Misserfolg erzeugen. In vielen Forschungsreihen sind – gerade für das Ess- und Bewegungsverhalten – die typischen menschlichen

Vorsätze untersucht worden. Die Resultate der Verhaltenspsychologie sind inzwischen klar und auch nachvollziehbar.
Vorsätze, die mit 100-Prozent-Verboten (»nie mehr«) oder 100-Prozent-Geboten (»immer«) versuchen, das Verhalten positiv zu verändern, scheitern in aller Regel nach kürzester Zeit. Weil diese rigiden Verhaltenskontrollen eindeutig nach dem »Alles-oder-Nichts-Prinzip« formuliert sind, genügt die winzigste Abweichung, um den gesamten Vorsatz zu kippen.
»Ich esse ab sofort nie mehr Schokolade«, das ist ein toller, aber psychologisch unkluger Vorsatz für jemanden, der eigentlich gerne Schokolade isst. Unsere Welt ist voller Schokolade, überall wird einem ein Stückchen Schokolade oder eine leckere Praliné angeboten, und die Tafeln liegen im Zehnerpack als Sonderangebot direkt an der Kasse im Supermarkt. Wenn der Schokoladenfreund mit seinem absoluten Vorsatz dann auch nur ein einziges Stückchen Schokolade isst (oder aus Höflichkeit essen muss), dann fällt ihm unweigerlich ein Satz ein, den vor ihm schon unzählige Menschen gedacht oder gesagt haben, wenn sie ihren Vorsatz gebrochen haben: »Jetzt ist es eigentlich auch egal.«
Ein einziges Stück Schokolade macht den ganzen Vorsatz zunichte. Ein Regentag zerstört den gesamten Plan jeden Tag Rad zu fahren. Eine einzige fehlende Zutat setzt die »Brigitte-Diät« außer Kraft. Der Besuch zum gemütlichen Weinabend kippt den Vorsatz, nur ein Viertel zu trinken. »Jetzt ist es auch egal«, denkt sich der Mensch bei der kleinsten Überschreitung, und dann wird mitunter kräftig nachgeholt, was zuvor schon erfolgreich eingespart wurde.
Rigide Verhaltenskontrollen sind von kurzer Dauer. Und am Ende richten sie mehr Schaden als Nutzen an. Vom persönlichen Gefühl, »wieder einmal versagt zu haben«, ganz zu schweigen. Das Leben im Schlaraffenland mit seinen allgegenwärtigen Angeboten, Verlockungen und Verheißungen lässt sich nicht durch harte Ge- oder Verbote entschärfen. »Alles-oder-Nichts-Vorsätze« sind in ihrer Absolutheit nicht durchzuhalten.

Nicht der Mensch, der »nie mehr Schokolade essen will«, hat ein Problem, sondern sein Vorsatz ist das Problem.

Die flexible Verhaltenskontrolle

Rettung aus diesem Dilemma der guten Vorsätze, die aber nicht durchzuhalten sind, bietet die *flexible* Verhaltenskontrolle. Weil wir Menschen spontan eben nicht flexibel, sondern eher rigide reagieren, muss diese Form der Selbstkontrolle trainiert werden.

Dreh- und Angelpunkt des Scheiterns bei der rigiden Kontrolle ist der berühmte Satz »Jetzt ist es auch egal!« Wie können Menschen ihr Verhalten verändern, ohne dass sich auch bei der geringsten Überschreitung des Vorsatzes gleich dieser Satz einschleicht, der alles wieder zunichte macht?

Wir haben von unseren Patienten gelernt. Joachim Westenhöfer, heute Professor in Hamburg, hat Testuntersuchungen durchgeführt, die zeigen, wie intensiv Menschen ihr Essverhalten selbst kontrollieren. In diesen Untersuchungen erzielten bulimische Patienten, aber auch Personen, die ihr Gewicht gut im Griff hatten, extrem hohe Werte bei der Selbstkontrolle. Ich weiß noch, wie Joachim Westenhöfer und ich zusammen saßen und uns wunderten: »Das kann doch nicht sein, dass strenge Selbstkontrolle einerseits zu gestörtem Essverhalten führt und andererseits Menschen auszeichnet, die ihr Gewicht selbst adäquat regulieren.« Wir sahen uns die Testfragen genauer an, bei denen die essgestörten Patienten und die »normalen« Esser ihre Kontrollpunkte gesammelt hatten. Bald hatten wir eine Vermutung, die sich dann in vielen nachfolgenden Studien, die Professor Westenhöfer durchführte, bestätigt haben.

Die bulimischen Patienten versuchen zumeist mit »Alles-oder-Nichts-Vorsätzen« weniger zu essen und insbesondere auf dickmachende Speisen zu verzichten. Die »normalen« Esser nahmen sich nicht so absolute Ziele vor, die durch die geringste Abweichung zerstört wurden. Sie reagierten eben mit »flexibler Verhaltenskontrolle«.

Wenn die Seele hungert

»Herr Doktor«, begann mich eine Patientin mit leiser Stimme auf ihr Problem vorzubereiten, »ich weiß mir keinen Rat mehr. Abends esse ich nicht, ich fresse, wirklich! Eine Familienpackung Eis und zwei Tafeln Schokolade. Wenn das mal alles ist. Manchmal auch noch viel mehr, ja, bis nichts mehr im Haus ist.«
Das alles habe mit Hunger nichts zu tun. Sie brauche den »süßen Kram«, um über »alles« hinwegzukommen. Sie leide unter einem unwiderstehlichen Drang, das alles in sich hineinzu(fr)essen. »Wenn ich dann plötzlich mitkriege, was ich alles verschlungen habe, dann wird mir ganz schlecht. Aber nicht im Körper, sondern im Kopf. Ich will doch abnehmen, aber so kommt ein Kilo zum anderen.«
Mit Hunger hätten ihre Fressattacken nichts zu tun, sagte meine Patientin. Und damit hat sie Recht. Auch die häufigen Fressattacken von Frauen, die an Bulimie (Ess-Brech-Sucht) leiden, treten nicht auf, weil diese Frauen hungrig sind.
Heißhunger, Süßhunger, Fressanfälle, das sind Begriffe, die viele Menschen, insbesondere Frauen, aus eigener Erfahrung kennen. Über 60 Prozent der deutschen Frauen geben an, mindestens gelegentlich unter Heißhunger zu leiden. Zwischen Heiß- und Süßhunger gibt es eigentlich keinen großen Unterschied – nur eben, dass sich der Süßhunger ganz gezielt auf alles konzentriert, was süß schmeckt.
Die Schokolade spielt dabei eine ganz besondere Rolle. Essattacken provozieren nämlich heftige Schuldgefühle, die ihrerseits das Bedürfnis steigern, sich nochmals mit Schokolade zu trösten. Ein Teufelskreis, der sich natürlich auch auf der Waage ablesen lässt.
Viele Untersuchungen an »Chocoholics« haben übereinstimmend gezeigt, dass diese »Schokoladensucht« sehr von der Tageszeit und der persönlichen Situation der »Süchtigen« abhängt.
Das starke Bedürfnis Schokolade zu essen tritt eigentlich nur abends auf, und auch nur dann, wenn die Menschen alleine sind und sich nicht richtig wohl fühlen. Man könnte sagen, es ist ein Hunger der Seele, der hier zum Ausdruck kommt. Zumal gerade Schokolade wirklich tröstet und die Stimmung verbessert (siehe Seite 53). Aber nicht nur Schokolade hebt das Wohlbefinden, Essen hat überhaupt eine beruhigende Wirkung.

Wenn der Heißhunger also ein Signal des Organismus ist, um Entspannung zu erreichen, dann wird sofort klar, wie wenig sinnvoll es ist, mit »Willensstärke« gegen den Süß- und Heißhunger anzukämpfen. Dann nämlich kommt ein zweites Problem hinzu: die Gedanken an Süßigkeiten, die den Kopf völlig blockieren, und erst nachlassen, wenn das Süße auf der Zunge erlebt wird.

Eine Patientin klagte mir ihr Leid: »Nachts wache ich auf und habe einen unbändigen Hunger. Ich stehe dann auf und gehe zum Kühlschrank. Zunächst bin ich standhaft, mache die Tür wieder zu und gehe zurück ins Bett. Aber dann kann ich nicht schlafen. Drei-, vier- oder fünfmal stehe ich auf, gehe in die Küche, esse aber nichts. Doch irgendwann, vielleicht beim fünften oder sechsten Mal, esse ich wahllos alles, was der Kühlschrank bietet. Erst dann kann ich wieder schlafen – aber nicht gut, denn mein Gewissen plagt mich.

Die Diagnose war klar: nächtliches Esssyndrom (Night Eating Syndrome) – in den USA viel häufiger als bei uns. Meine Patientin hatte vor allem ein Problem: Nachdem sie einmal aufgestanden war, hinderten sie ihre Versuche, »standhaft zu bleiben«, am Schlafen. Denn nun kreisten ihre Gedanken nur noch ums Essen. Ich versuchte, den Teufelskreis zu durchbrechen und »diagnostizierte« für sie einen nächtlich Blutzuckerabfall, der sie mit starken Hungergefühlen gegen 4.00 Uhr morgens weckt. Wir vereinbarten, dass sie sich eine mit Konfitüre bestrichene Scheibe Brot an ihr Bett stellen und den Wecker auf 3.00 Uhr – eine Stunde vor der üblichen Aufwachzeit – einstellen sollte. Wenn der Alarm sie weckte, sollte sie dann ihr Konfitürenbrot essen, um »dem Absinken des Blutzuckerspiegels vorzubeugen«. Dieser kleine Trick hat tatsächlich funktioniert. Die Patientin berichtete, sie sei sich zwar in der ersten Nacht etwas merkwürdig vorgekommen als sie das Brot gegessen habe, danach aber habe sie gut schlafen können. In der zweiten Nacht habe sie den Wecker überhört und durchgeschlafen. Nicht alle Empfehlungen wirken so schnell, aber sie zeigen uns doch, wie wichtig die Gedanken sind, die sich Menschen um ihren Hunger machen.

Jeder, der Heißhunger erlebt oder einen unwiderstehlichen Drang nach Süßigkeiten verspürt, wirft zunächst seine »Denkmaschine« an. Da wird dann gedacht: »Warum gerade jetzt?« oder »Wie kann ich standhaft bleiben?« oder »Habe ich überhaupt etwas im Haus?« Süß- und Heißhungerattacken werden als unangenehmes Problem empfunden, das gelöst werden muss. Die Frage ist nur: WIE?

Hat die Seele wirklich Hunger?

Süß- und Heißhunger werden abends erlebt, wenn viele Menschen einsam sind und ihre Stimmung nicht gerade rosig ist. Es ist naheliegend, der Seele dann etwas anzubieten, was sie fröhlicher stimmt. Eine plausible Erklärung. Aber ist sie zufriedenstellend? Und hilft sie, um mit Süß- und Heißhunger besser umzugehen?

Unter abendlichen Essattacken leiden insbesondere Menschen, die figurbewusst sind. Wir nennen diese Menschen auch »gezügelte Esser«. Sie achten – wenn sie einen »klaren Kopf« haben – auf Kalorien, essen selten ihren Teller leer, kaufen Light-Produkte, bestellen im Restaurant höchstens einen Salatteller und verzichten auf »gehaltvolle« Desserts. Sie setzen ihren Kopf ein, um ihrem Essverhalten die Zügel anzulegen.

Am Abend aber, wenn sie allein zu Hause und nicht gut gelaunt sind, können sie die Zügel für ihr Essverhalten nicht mehr stramm ziehen. Den ganzen Tag haben sie bewusst, also gezügelt gegessen und zumeist ohne ausreichende Sättigung ihre Mahlzeit »erfolgreich« beendet. Das rächt sich am Abend, dann nämlich signalisiert ihr Körper einen Hunger, den sie nicht mehr unter Kontrolle bringen. Die Situation lässt es nicht mehr zu, die Zügel anzulegen und die Essattacke setzt sich durch. Aber das ist nur ein Teil einer Erklärung.

Wir haben schon besprochen, dass gerade Menschen mit Figurproblemen dazu tendieren, mehr Fett, aber weniger Kohlenhydrate zu essen. Die Ursachen dafür sind bis heute nicht erforscht. Vielleicht ist es ein »Aufklärungsschaden«, denn Jahrzehntelang galten Kohlenhydrate, wie Kartoffeln, Nudeln, insbesondere aber Zucker als typische »Dickmacher«, die es zu reduzieren galt. Figurbewusste Menschen streichen also klug solche Nahrungsmittel von ihren Speiseplänen, essen daher anteilmäßig mehr Fett – und werden dick.

Wie wir heute wissen, sind Kohlenhydrate aber Stoffe, die gute Laune machen (siehe Seite 58). Das weiß auch der Körper, der gerne nach süßen Kohlenhydraten verlangt. Außerdem achtet er auch peinlich darauf, dass der Glukosevorrat fürs Gehirn (siehe Seite 52) nicht zu Ende geht. Daher ist leicht einzusehen, dass Menschen, die viel Fett, aber wenig Kohlenhydrate essen, ihren Organismus dazu bringen, unmissverständlich Kohlenhydrate anzufordern. So entsteht ein Signal, das als Süßhunger erlebt wird.

Bereiten Sie sich auf Fressattacken vor

Weniger Fett essen, mehr Kohlenhydrate konsumieren – das ist die richtige Strategie, um Süß- und Heißhunger zu dämpfen. Natürlich wirkt eine solche Umstellung nicht von heute auf morgen. Der Körper muss sich zunächst daran gewöhnen. Untersuchungen bestätigen jedoch: Bei gesteigertem Kohlenhydratverzehr bessert sich die Stimmungslage insgesamt.

Reichlich Kohlenhydrate im täglichen Speiseplan sind die beste Vorsorge gegen Fressattacken – aber sie geben keine Garantie. Wenn es wirklich zu einer Fressattacke kommt, sollte man vorbereitet sein, und nur das im Hause haben bzw. essen, womit man der Attacke am besten begegnen kann: Kohlenhydrate. Legen Sie sich also einen ausreichenden Vorrat an Russischbrot, Gummibärchen, Butterkeksen, Löffelbiskuits oder ähnlichem an. Fast überflüssig zu sagen, dass natürlich auch Obst, Gemüse oder Brot Lebensmittel sind, die den Heißhunger recht gut befriedigen können, ohne der Figur zu schaden. Machen Sie sich kein schlechtes Gewissen. Denn Schuldgefühle können aus einem kleinen Appetit eine richtig große Heißhungerattacke machen! Wichtig ist, dass man sich als Betroffener klar macht:

Es gibt keine Verbote mehr! Bei Süß- und Heißhunger darf nicht nur, es muss gegessen werden.

Das Schlimmste jedenfalls, was Sie tun können, um eine Heißhungerattacke zu überstehen, ist der Versuch standhaft zu bleiben. Das ist nicht nur anstrengend, es wird auch schief gehen. Und dann sagen Sie sich: »Jetzt ist es auch egal!« Bis zum nächsten Gang auf die Waage.

Verändern Sie Ihre Lebenssituation

Wenn Sie abends alleine zu Hause sind und dann der Heißhunger kommt, ist es doch vielleicht eine ganz gute Idee, abends nicht alleine zu Hause zu bleiben. Oder?

Einsamkeit, Langeweile und Unbehagen sind die Gefühle, die der Heißhunger braucht, um zuschlagen zu können. Sorgen Sie also für sich, indem Sie Ihre Abende so gestalten, dass der Heißhunger keine Chance hat. Wenn man in Gesellschaft ins

Restaurant oder ins Kino geht, kommt einem der Heißhunger nicht ins Bewusstsein. Es liegt an Ihnen selbst, Ihre Situation zu verändern. Das ist – zugegeben – leicht gesagt und nicht ganz einfach zu realisieren. Doch Sie sollten die Mühe auf sich nehmen, schließlich profitieren Sie am meisten davon, wenn Sie abends glücklicher sind und das Wort »Heißhunger« nicht mehr kennen.

Extreme seelische Probleme

Nicht immer ist dem Heißhunger auf die oben genannte Art beizukommen. Vor allem dann, wenn ernsthafte psychische Probleme vorliegen. Wenn die Seele wirklich unter Druck gerät, sich kaum mehr Lebensfreude einstellt oder die Anforderungen zu groß werden, dann schlagen solche psychischen Belastungen bei vielen Menschen auch auf das Essverhalten durch. In diesen Fällen aber ist die Lösung für das Problem nicht in der Essstörung zu finden, sondern die Probleme sind ganz anders lokalisiert, sie beeinflussen lediglich das Essverhalten. Oder anders ausgedrückt: Die Essstörung symbolisiert Probleme, ohne dass sie durch Essen oder Trinken verursacht wurde. Deutlich wird dies bei jungen, magersüchtigen Mädchen, die das Essen verweigern. Hinter dieser offensichtlichen Essstörung aber steht eine Reifungskrise: Die Mädchen haben Angst, erwachsen und eine Frau zu werden. Ihnen kann nicht geholfen werden, wenn mit ihnen nur über das Essen bzw. Nichtessen gesprochen wird.

Wie die Reifungskrise können sich aber auch Beziehungskrisen, berufliche Überforderung, soziale Konflikte und viele andere psychische Belastungen im Essverhalten widerspiegeln.

Um das Essverhalten regulieren zu können, müssen die zugrunde liegenden Probleme oder Konflikte gelöst werden. Für alle Menschen ist es völlig natürlich, bei körperlichem Unwohlsein, bei Schmerzen oder Krankheiten zum Arzt zu gehen. Die Medizin nehmen wir alle als »Reparaturbetrieb« für körperliche Unstimmigkeiten in Anspruch. Aber wenn die Seele sich nicht wohl fühlt, haben immer noch viele Menschen eine Scheu, sich an einen »Reparaturbetrieb« für die Psyche zu wenden.

»Da muss man durch«, »Man geht doch nicht zum Psychologen« oder »Ich bin doch nicht verrückt«, sind häufige Vorurteile. Irgendwie, so meint man, ist eine Grippe doch etwas anderes als eine depressive Verstimmung. Oft mischt sich auch ein bisschen Schuld oder Peinlichkeit dazu, wenn es um psychisches Unwohlsein geht. »Für die Grippe kann ich ja nichts«, aber für meinen Seelenkummer ...

Ich möchte Ihnen Mut machen, den Weg zum Fachmann zu suchen, wenn Ihre Psyche Sie belastet. Es gibt in allen Städten psychologische Praxen. Auch die Kosten werden zumeist von den Krankenkassen übernommen. Gerade die Verhaltenstherapie hat wirksame Methoden entwickelt, um betroffenen Menschen den Weg zu einer Problemlösung bei verschiedensten Belastungen, Störungen, Konflikten oder Symptomen zu zeigen. Es wäre schade, wenn Sie auf Hilfe verzichten würden. Wenn Sie immer noch Scheu haben, dann bedenken Sie bitte: Für den »Seelendoktor« sind Ihre Probleme ganz normaler Alltag, denn genau dafür ist er da.

Essen will gelernt sein

Die Nahrungsaufnahme dient der Energie- und Nährstoffversorgung des menschlichen Organismus, damit ausreichend »Betriebsenergie« und genügend »Spezialstoffe«, wie Vitamine, Mineralstoffe und Spurenelemente, zur Verfügung stehen. Nur so können die vielfältigen Lebensfunktionen des Stoffwechsels ohne Störungen ablaufen. Im Grunde weiß jeder, wie lebenswichtig eine gesunde Ernährung ist.

Aber denken Sie beim Essen auch daran? Wohl kaum. Niemand läuft mit einer Nährstofftabelle durch den Supermarkt und gibt in den Taschenrechner die Nährstoffwerte ein. Wer weiß überhaupt, wie viel Vitamin C er am Tag zu sich nimmt, wie viel Fett oder Kohlenhydrate? Wer weiß überhaupt, welche Inhaltsstoffe in der Nahrung enthalten sind, die gegessen oder getrunken wird?

Selbst wenn Sie wissen, dass ein Mensch täglich 1,8 Milligramm Vitamin B1 oder 30 Gramm Ballaststoffe konsumieren sollte, um gesund zu bleiben, dann wissen Sie noch immer nicht, welche Nahrungsmittel Sie in welchen Mengen essen müssen, um diese Nährstoffwerte zu erreichen. In diesem Licht erscheint Ernährung sehr kompliziert.

Auf die Frage »Warum wählen Sie sich eine bestimmte Speise aus?« werden Sie wahrscheinlich antworten: »Weil sie mir schmeckt!« Klar, was Ihnen nicht schmeckt, würden Sie freiwillig auch nicht essen. Und doch ist diese Antwort nicht ganz richtig.

Menschen wählen eine Speise nicht, weil sie sie mögen! Umgekehrt wird es richtig: Sie mögen eine Speise, weil sie sie essen!

Wir werden auf unser Essen geprägt

Im Laufe des Lebens, und das beginnt gleich mit der Geburt, essen Menschen bestimmte Speisen, die ihnen ihre Esskultur anbietet. Das sind – weltweit betrachtet – höchst unterschiedliche Dinge. In Europa stehen Brot, Käse, Wurst, Marmelade, Rindfleisch oder Geflügel auf dem Speiseplan. In Mexiko sind es Tortillas, Enchilladas, passierte schwarze Bohnen oder Hühnchen. In Asien stehen Reis, Sprossen, aber auch Hunde, Affen oder Reptilien auf der regionalen Speisekarte. Auch gegrillte Ratten, Heuschrecken oder Engerlinge sind irgendwo auf der Welt eine Delikatesse. Das »Büfett der Welt« bietet eine riesige Auswahl. Alles, was irgendwie essbar ist, wird an irgendeinem Ort der Welt auch tatsächlich gegessen. Die Menschen werden mit der Küche ihrer Geburtsregion groß. Und weil sie diese regionalen Angebote essen, mögen sie diese dann auch ihr ganzes Leben lang. Man nennt das »Mere Exposure Effect«, die erfahrungsbedingte Gewohnheitsbildung.

Das Brötchen mit Konfitüre zum Frühstück ist eben »kein Naturgesetz«, sondern eindeutig eine europäische, insbesondere deutsche Gewohnheit. Wer etwas herumgekommen ist, wird bemerkt haben, wie unterschiedlich die Geschmäcker sind.

Bei uns gilt Vollkornbrot als extrem »gesund«, und in einer ausgewogenen Ernährung darf Vollkornbrot nicht fehlen – so propagiert es die deutsche Ernährungsaufklärung. Doch schon in Frankreich ist Vollkornbrot etwas exotisches und französische Bäcker produzieren fast ausschließlich herrliche Baguettes, die nie ein »volles Korn« gesehen haben. Ernähren sich die Franzosen nun alle gesundheitsriskant? Wohl kaum.

Nahrung und Umwelteinflüsse

Die Natur ist klüger als wir Menschen denken. Es gibt eben sehr viele Lebensmittel, die wir verzehren können, um unseren Energie- und Nährstoffbedarf zu decken. Die Kalziumversorgung ist ein tolles Beispiel für den Erfindungsreichtum der Natur. In Europa trinken wir Milch und essen Käse, um unseren Kalziumbedarf zu decken. Das ist wichtig, um bis ins Alter starke Knochen zu haben und nicht an Osteoporose zu erkranken. Dr. Max Bruker, ein Verfechter der »deutschen Vollwertkost«, warnt dagegen seit Jahrzehnten vor dem Kuhmilchverzehr, »weil auch Tiere, wenn sie abgestillt sind, keine Milch trinken.« Außerdem, so Dr. Bruker, leiden die Asiaten auch nicht an Osteoporose, obwohl sie weder Milch noch Käse verzehren.

Das ist zwar richtig, denn Asiaten essen wirklich keine Milchprodukte. Doch das liegt daran, dass sie eine Laktoseintoleranz haben. Sie vertragen die Laktose (Milchzucker) einfach nicht. In ihrem Magen fehlt das Enzym Laktase, sodass ihnen speiübel wird, wenn sie auch nur ein Glas Milch trinken. Und dennoch haben sie starke Knochen – auch ohne das Kalzium aus der Milch. Wir Europäer vertragen aber

Milch, denn unser Organismus produziert Laktase, sodass uns nach Verzehr von Laktose nicht übel wird. Das ist auch gut so, denn uns fehlt etwas anderes, was Asiaten oder auch Afrikaner im Überfluss haben – Sonnenlicht. Die Milchverträglichkeit hängt nämlich eindeutig mit der Region zusammen, in der Menschen leben. Je weiter sie vom Äquator entfernt wohnen, um so ausgeprägter ist bei ihnen die Laktoseverträglichkeit.

Kalzium muss vom Körper aufgenommen werden. Für die Bioverfügbarkeit braucht der Mensch entweder den Milchzucker oder aber Vitamin D. Und jetzt löst sich das Rätsel: Vitamin D wird durch die UV-Strahlung der Sonne in der Hautoberfläche hergestellt. Viel Sonne heißt also viel Vitamin D. Dann reichen auch die geringeren Kalziummengen aus grünem Blattgemüse aus, um starke Knochen aufzubauen. Thailänder, von denen über 90 Prozent laktoseintolerant sind, haben durch die lange Sonneneinstrahlung in Thailand so viel Vitamin D im Körper, dass ihr Nahrungskalzium ausreicht. Auf Milch und Milchprodukte können sie verzichten.

In den nördlichen, dunkleren Regionen sieht es ganz anders aus. Als vor gut 10 000 Jahren die erste Kuh in den Stall gestellt wurde, vertrugen nur zwei Prozent der Bevölkerung (zufällig) Milchzucker. Sie hatten jedoch durch ihre stabileren Knochen einen Überlebensvorteil. Es dauerte dann etwa 5000 Jahre, bis die gesamte Bevölkerung laktosetolerant wurde, denn dieses Merkmal wird dominant vererbt. Daher können Menschen auf der ganzen Welt, wenn sie europäische Vorfahren haben, Milch vertragen.

An diesen Beispielen wird deutlich, dass eine Globalisierung der Ernährungsangebote möglicherweise Risiken in sich birgt. Ein Thailänder, der nach Deutschland übersiedelt, ist gut beraten, Kalziumtabletten einzunehmen, denn in unserer »dunkeln Region« reicht das im Blattgemüse enthaltene Kalzium nicht aus.

Neben dem Mere Exposure Effect kennen wir eines zweites sinnvolles Programm, das sich die Natur ausgedacht hat. Wer eine Speise »schmecken lernt« und feststellt, dass diese Nahrung keine unangenehmen oder gar schädlichen Nebenwirkungen hat, wird seine Vorliebe für gerade diese Speise steigern. So ist der Geschmackseindruck gleichzeitig eine wichtiger Hinweis dafür, ob diese Speise vertragen wird. Darum habe ich einmal gesagt: »Der gute Geschmack ist auch immer eine gute Erinnerung an vorgestern.«

Die sensorische Sättigung

Mütter »leiden« häufig unter dem Mere Exposure Effect, wenn ihr Kind nach einem Spaghettiessen beschließt, nun täglich Spaghetti essen zu wollen. Das Kind hat gelernt, Spaghetti mit Ketchup zu essen macht Spaß. Klare Farben, hoher Spielwert. Der Organismus hat gelernt, Spaghetti bekommen mir gut. Was liegt also näher, als sich nun täglich »Weiß-Rot« auf den Teller zu wünschen. Nach vier Tagen verzweifelt jede Mutter und setzt sich durch: Das Kind muss Kartoffeln und Gemüse essen, damit es endlich »etwas Gesundes« bekommt. So steigert die Mutter natürlich, ohne es zu wollen, die Vorliebe ihres Kindes für Spaghetti. Wie ist das passiert?

Der Mere Exposure Effect sorgt dafür, dass sich die Vorliebe für einmal gegessene Speisen steigert. Im Extrem aber würde das dazu führen, dass Menschen sich sehr einseitig ernähren würden. Darum hat die Natur als Gegenmaßnahme die »sensorische Sättigung« erfunden. Im Grunde kennt man dieses Phänomen aus eigener Esserfahrung: Wer mittags Sauerbraten mit Knödeln verspeist hat, möchte nicht gleich am Abend wieder Sauerbraten mit Knödeln essen. Ein erlebter Geschmack erzeugt kurzfristig eher eine Aversion gegen den vergleichbaren Geschmack. Es aktiviert sich eine sensorische Sättigung für diesen Geschmack. Kein Mensch möchte gerne jeden Tag sein Leibgericht essen, weil er weiß, dass seine Vorliebe dann ganz schnell abnimmt.

Die Entwicklung der sensorischen Sättigung braucht bei Kindern viel mehr Zeit als bei Erwachsenen. Wenn die Mutter aus unserem Beispiel ihrem Kind noch einige Tage länger Spaghetti servieren würde, könnte sie auf die sensorische Sättigung vertrauen. Manchmal dauert es sehr lang, aber irgendwann stellt sie sich ein. Greift die Mutter aber der sensorischen Sättigung vor und gibt dem Kind vor ihrem Eintreten Kartoffeln mit Gemüse, dann steigert sich – wie immer, wenn gewünschte Speisen knapp werden – die Vorliebe. Als Vater, der gerne kocht, habe ich meinem sechsjährigen Sohn immer wieder einen gebratenen Puter vorgesetzt, weil er nichts anderes essen wollte. Eines Abends, der knusprige Puter stand wieder dampfend auf dem Tisch, eröffnete mein Sohn das Tischgespräch: »Also, Puter mag ich nicht mehr. Davon esse ich nichts.«

Bringen wir den Mere Exposure Effect und die sensorische Sättigung in ein Verhältnis, dann lässt sich feststellen:

Gut essen, das ist die Kunst, dosierte Wiederholung mit dosierter Verknappung zu kombinieren.

Wenn die Natur uns also motiviert, oft die gleichen Speisen zu essen (kein Risiko) und gleichzeitig anhält, zwischendurch auch andere Gerichte zu verzehren (Abwechslung), so sind dies zwar zwei wichtige Prinzipien, die aber noch nicht immer erklären, warum wir das essen, was wir essen.

Weitere Motive für die Wahl bestimmter Lebensmittel

In der westlichen Welt gibt es viele Motive, die Menschen dazu bringen, bestimmte Lebensmittel zu verzehren. Die folgende Liste zeigt die Vielfalt der Gründe, warum Menschen zu bestimmten Produkten greifen bzw. nicht greifen.

- Geschmacksanspruch: »Erdbeeren mit Schlagsahne sind der höchste Genuss.«
- Hungergefühl: »Ich habe einfach Hunger/Ich muss das jetzt essen.«
- Ökonomische Bedingungen: »Zehn Tafeln Schokolade für 4.99 – die kaufe ich.«
- Kulturelle Einflüsse: »Bei uns gibt's morgens immer Brötchen mit Konfitüre.«
- Traditionelle Einflüsse: »Und zu Weihnachten gibt's wieder Lebkuchen.«
- Gewohnheiten: »Ich esse immer eine Suppe vor der Mahlzeit.«
- Emotionale Wirkung: »Bei Stress esse ich immer ein Stück Kuchen.«
- Soziale Gründe: »Bei Fondue kann man sich gut unterhalten.«
- Prestige: »Die Schulzes laden wir zu Hummer ein.«
- Angebotslage: »Man isst das Mensaessen, weil es dies gerade gibt.«
- Fitnessüberlegungen: »Apfelschorle soll gut fürs Joggen sein.«
- Schönheitsansprüche: »Ich halte Diät, um schlank zu bleiben.«
- Verträglichkeit: »Grünkohl esse ich nicht, weil ich ihn nicht vertrage.«
- Neugier: »Mal sehen, wie das schmeckt.«
- Angst vor Schaden: »Rindfleisch esse ich wegen BSE nicht.«
- Pädagogische Gründe: »Nach den Schularbeiten bekommst du ein Bonbon.«
- Krankheitserfordernisse: »Zucker darf ich wegen meiner Diabetes nicht essen.«
- Magische Zuweisungen: »Sellerie esse ich für die Potenz.«
- Pseudowissenschaftliche Überlegungen: »Mit Trennkost nehme ich ab.«
- Gesundheitsüberlegungen: »Vollkornbrot soll gesund sein, also esse ich das.«

Um sein eigenes Essverhalten besser kennen zu lernen, kann es interessant sein, diese Liste einmal durchzugehen und zu überlegen, ob bestimmte Motive für einen selbst auch eine Rolle spielen. Natürlich sind die verschiedenen Beweggründe bei jedem Menschen unterschiedlich wichtig, aber eine mehr oder weniger große Bedeutung haben sie fast alle.

Gehen Sie doch in Gedanken einmal den gestrigen Tag durch. Welche Motive waren beim Frühstück wichtig? Welche beim Mittag- und beim Abendessen? Was bewegte Sie zu einer Zwischenmahlzeit? Worauf achten Sie besonders, wenn Sie einkaufen? Spielen Sie einmal Ihren eigenen Ernährungspsychologen und gewichten Sie Ihre Motive für das eigene Essverhalten. Ich mache es Ihnen einmal vor:

Zum Frühstück habe ich ein Müsli gegessen, obwohl ich es nicht gerne mag (Vorbild für den Sohn), anschließend gönnte ich mir ein weiches Ei (Lust) und trank ein Glas frisch gepressten Orangensaft (Gesundheit). Gegen zwölf Uhr besuchten mich Kollegen in der Klinik, wir gingen essen. Ich wählte Hummersalat (ein bisschen Prestige), Ente mit Rotkohl und Rösti (Lust). Aufs Dessert habe ich verzichtet (Gesundheit). Nachmittags trank ich Kaffee, nahm aber nichts von dem Kuchen, den meine Sekretärin mir anbot (Gesundheit). Abends kochte ich zusammen mit meinem Sohn Spaghetti Bolognese (soziales Motiv). Das Glas Rotwein anschließend folgte dem Lustmotiv.

Die Situation beeinflusst das Essverhalten

Im modernen Leben bestimmt immer mehr die Situation, in der sich ein Mensch gerade befindet, das Essen und den Essstil. Galt früher einmal der Satz »Der Mensch isst, was er ist«, so würde man heute besser sagen »Der Mensch isst unterschiedlich, je nachdem, in welcher Situation er sich gerade befindet«. Die hohe Mobilität in unserer Gesellschaft prägt auch stark das Essverhalten. Zwischenmahlzeiten und Außer-Haus-Verzehr haben extrem zugenommen. Und zu Hause werden immer mehr Fertiggerichte »zubereitet«. Das führt zu einer bedenklichen Entwicklung: Immer mehr Menschen können immer weniger kochen!

Eine repräsentative Umfrage bei »haushaltsführenden Personen« in Deutschland hat uns gezeigt, wie groß schon heute das Unvermögen in deutschen Küchen ist, ein komplettes Gericht selbst herzustellen. 28 Prozent der Männer in allen Altersstufen gaben an, nicht einmal Spiegeleier zubereiten zu können. Eine Hochrechnung ergab, dass die »selbstgeschmorte« Rinderroulade um 2020 wohl das letzte Mal in einer deutschen Küche zubereitet wird. Natürlich wird sie noch verzehrt, aber als Tiefkühl- oder Fertiggericht. Interessant ist allerdings, dass »Selbstgemachtes« weiterhin hoch im Kurs steht. Doch schon heute bewerten 34 Prozent der Befragten einen Kuchen aus einer Fertigmischung, der sie ein Ei zugegeben haben, als selbstgemacht. Über 90 Prozent halten eine Sauce, die mit einem Fix-Saucenbinder hergestellt wurde, für eine selbstgemachte Sauce.

Übrigens: Männer sind beim Kochen nicht auf dem Vormarsch. Zwar geht so mancher Mann, wie auch ich, gerne in die Küche. Doch sind Männer eher »Erlebnisköche«, beim »Versorgungskochen« halten sie sich weiterhin zurück.

Natürlich wird weiterhin gegessen, wenn auch das Kochen in den eigenen vier Wänden abnimmt. Vielleicht gibt es wie in Amerika bald auch in Deutschland die ersten Wohnungen, die keine Küche mehr bieten:

Vor Jahren wollte ich Freunde in Kalifornien mit einem Lachsessen überraschen. Doch als ich mit meinem Drei-Kilo-Lachs im Flur stand und nach der Küche fragte, deutete man auf eine Mikrowelle, die neben der Garderobe stand. Küchenbrett und Kochmesser waren in diesem Haushalt unbekannt. Unter uns, Lachs aus der Mikrowelle schmeckt nicht besonders gut.

Kennzeichnungen auf Produkten

Unser Essverhalten wird also durch unzählige Lebensmittel und Situationen geformt. Hier den Durchblick zu behalten, wird immer schwieriger. Noch schwerer wird es, wenn man die Informationen dazunimmt, die auf den Produkten zu finden sind. Das Lebensmittelgesetz regelt im Detail, welche Informationen auf der Verpackung eines Lebensmittels abgedruckt sein müssen. Das ist auch deshalb wichtig, weil über 70 Prozent der Verbraucher die Lebensmittelkennzeichnung für »informativ«, »wichtig« und »vertrauenswürdig« halten.

Allen bekannt ist das »Datum« auf der Verpackung. Das »Mindesthaltbarkeitsdatum«, so heißt es im Gesetz, gibt dem Verbraucher die wichtige Information, wie lange die volle Qualitätsgarantie für das Produkt gilt. Nach Ablauf ist das Lebensmittel nicht verdorben oder gesundheitlich gefährlich. Dennoch halten über 50 Prozent der Supermarktbesucher das »Datum« für ein »Verfallsdatum«. Schade, wenn sie ein »abgelaufenes« Produkt wegwerfen, wo doch eigentlich nur die »volle Qualitätsgarantie« abgelaufen ist – und sonst nichts.

Wer in Deutschland einen guten Fruchtsaft kaufen will, greift in 80 Prozent der Fälle zu einem »Fruchtnektar«. Der Nektar, auch wenn er den Göttertrank der Griechen bezeichnete, ist aber mit Wasser verdünnter und gezuckerter Saft. Wer Saft haben möchte, sollte »Fruchtsaft« kaufen – ohne Zusätze. Nektare, Saftgetränke und erst recht Limonaden sind grundsätzlich verdünnte und gezuckerte Säfte.

Mein »Computerexperte«, der leicht übergewichtig war, erklärte, dass er ganz bewusst esse und sich schon seinen Lieblingscamembert mit 60 Prozent Fett abgewöhnt habe. Er esse jetzt Leberwurst mit nur 40 Prozent Fett, die schmecke auch ganz gut und er spare 20 Prozent Fett. Ein bedauerliches Missverständnis, wie das nachfolgende Beispiel zeigt: Eine Patientin erzählte mir: »Also, Sahnequark esse ich schon lange nicht mehr. Da sind ja 40 Prozent Fett drin.« »Wenn Sie genau hinsehen, sind dort 40 Prozent ›Fett i. Tr.‹ enthalten. Das heißt, ›in der Trockenmasse‹, Sie müssen also in Gedanken das Wasser abziehen. Dann hat Sahnequark genaugenommen nur elf Prozent Fett absolut. Ein eher fettärmerer Brotaufstrich«, erklärt ich ihr. »Aber dann könnte ich ja auch wieder Milch mit 3,5 Prozent Fett trinken, denn die mit nur 1,5 Prozent schmeckt mir nicht so gut?« »Nein, bei der Milch ist die Angabe absolut, nicht in der Trockenmasse«, erwiderte ich. »Wer soll das nun verstehen?«, fragte sie.

Mein Computerexperte hat sich mit seiner Leberwurst, die 40 Prozent Fett absolut enthält, natürlich noch mehr Fett aufs Brot gestrichen als mit dem Camembert, der mit 60 Prozent Fett in der Trockenmasse nur etwa 30 Prozent Fett absolut hat. So wie ihm wird es vielen deutschen Verbrauchern ergehen, denn die Kennzeichnung des Fettgehaltes ist einfach miss- bzw. unverständlich.

Es lohnt sich also, beim Lebensmitteleinkauf im Supermarkt eine Brille mitzunehmen, um die Kennzeichnung zu lesen. Es steht eine Menge auf der Packung. Wie Sie aber sehen, ist es oft schwer, die Information auch richtig zu verstehen. Selbst wenn ganz groß »Diätmargarine« auf der Packung steht, dann ist diese Margarine nicht fürs Abnehmen gedacht, wie die Mehrheit der Deutschen denkt. »Diätmargarine« hat eine andere Fettsäurezusammensetzung und kann bei erhöhten Blutfetten helfen. Für fettsparendes Essen greift man besser zu »Halbfettmargarine« oder »Halbfettbutter«.

Die Auswahl ist entscheidend

Es ist schon paradox! Noch nie war die Lebensmittelqualität so gut wie heute und dennoch fürchten sich viele Verbraucher und fragen: »Was kann ich überhaupt noch essen?« Noch nie war es so einfach, sich ausgewogen und vollwertig zu ernähren, trotzdem leiden über 15 Millionen Deutsche unter Adipositas.

Jeder Supermarkt bietet die Möglichkeit, sich ein gesundes und ausgewogenes Sortiment an verschiedenen Lebensmitteln in den Wagen zu legen, das allen Erfordernissen an eine gesunde Ernährung genügt. Aber: Im gleichen Supermarkt kann auch ein Wagen gefüllt werden, der mit seinem Inhalt kaum der Gesundheit dient und zudem richtig dick macht. Es ist nicht die Qualität der Lebensmittel, die uns gesundheitliche Probleme beschert. Es ist die mangelnde Qualität der Auswahl, die wir Verbraucher selbst treffen.

Sich im riesigen Lebensmittel- und Speisenangebot zurechtzufinden, ist eine echte Herausforderung. Doch sie kann gemeistert werden. Schließlich gilt:

Um gesund zu bleiben und eine »gute Figur« zu machen, kommt es auf die richtige Kombination und Menge der Lebensmittel an.

Planen Sie Ihre Gewichtsabnahme

Habe ich es mit den ersten Kapiteln geschafft, Sie neu zu motivieren und Ihnen Hoffnung auf eine dauerhafte Gewichtsabnahme zu machen? Sehen Sie jetzt manches Problem aus einer anderen Perspektive? Wollen Sie gerne flexible Verhaltenskontrolle trainieren und mit realistischen Zielen Ihren Erfolg vorprogrammieren? Gut, dann wollen wir damit beginnen.

Kurz nachgedacht – warum abnehmen?

Es gibt die unterschiedlichsen Gründe, warum Menschen mit ihrem Gewicht unzufrieden sind und warum sie abnehmen wollen. Für den untenstehenden kurzen Text habe ich zwölf »Argumente« zusammengestellt und bitte Sie jetzt, für sich zu überlegen, welche dieser Gründe auch auf Sie selbst zutreffen. Kreuzen Sie ganz spontan »stimmt« oder »stimmt nicht« an. Im Zweifel entscheiden Sie sich dafür, was am ehesten zutrifft.

Meine Gründe fürs Abnehmen

1. Ich möchte mich besser leiden können	☐ stimmt	☐ stimmt nicht
2. Aus gesundheitlichen Gründen	☐ stimmt	☐ stimmt nicht
3. Wegen meines/r Partners/in	☐ stimmt	☐ stimmt nicht
4. Ich möchte körperlich aktiver werden	☐ stimmt	☐ stimmt nicht
5. Ich möchte mich attraktiver anziehen können	☐ stimmt	☐ stimmt nicht
6. Ich bin die psychische Belastung leid	☐ stimmt	☐ stimmt nicht
7. Damit meine Umwelt mich akzeptiert	☐ stimmt	☐ stimmt nicht
8. Weil andere sagen, ich sollte abnehmen	☐ stimmt	☐ stimmt nicht

9. Weil ich dadurch mehr Aussichten in der Liebe habe	☐ stimmt	☐ stimmt nicht
10. Weil ich dann im Beruf mehr Chancen habe	☐ stimmt	☐ stimmt nicht
11. Weil mein Arzt zur Abnahme rät	☐ stimmt	☐ stimmt nicht
12. Weil ich mich so nicht mehr richtig mag	☐ stimmt	☐ stimmt nicht

Haben Sie zwölf Kreuze gemacht? Manchmal nicht ganz einfach, nicht wahr? Kommen wir nun aber zur Auswertung. Übertragen Sie bitte in die nachfolgende Tabelle, welche der zwölf Gründe bei Ihnen eher zutreffen, wo Sie also mit »stimmt« geantwortet haben.

Ziffer des Abnahmegrundes	**Hier einen Strich machen, wenn Sie mit »stimmt« geantwortet haben**	**Summe aller Striche**
1, 2, 4, 6, 10, 12		A = …
3, 5, 7, 8, 9, 11		B = …

Ein Mensch, der abnehmen möchte, um sich selbst besser leiden zu mögen, ist sicher dauerhafter motiviert als jemand, der abnimmt, weil sein Arzt ihm das empfohlen hat. Ist bei Ihnen Summe A größer als Summe B? Dann haben Sie eine sehr aussichtsreiche Motivation, denn Sie wollen wirklich etwas für sich selbst tun. Herzlichen Glückwunsch, das ist eine gute Ausgangsbasis!
Wenn Summe B dagegen größer oder genauso groß ist wie Summe A, dann übernehmen Sie eher die Wünsche Ihrer Umwelt. Denken Sie nochmals nach, ob Sie nicht auch selbst einen Vorteil davon haben, wenn Sie abnehmen.

Es gibt einen sehr treffenden Satz, den Sie sich auf einen Zettel schreiben können, um ihn an Ihren Badezimmerspiegel zu kleben. Sie sollten sich damit jeden Morgen schon beim Zähneputzen wieder daran erinnern:

Ich bin nicht auf der Welt, um so zu sein, wie andere mich haben möchten!

Zielplanung für die Gewichtsreduktion

Als zweiten Schritt planen Sie Ihre Gewichtsabnahme und die Zeitspanne, die Sie sich dafür einräumen. Sehr hilfreich ist es dafür Ihren Body Mass Index (BMI) zu bestimmen. Der BMI ist ein international gebräuchlicher Index, um zu bewerten, *ob* und *wie* übergewichtig Sie sind. Die Formel für den BMI lautet:

$$\text{BMI} = \frac{\text{Gewicht in kg}}{\text{Körpergröße x Körpergröße (in m)}}$$

Mit einem Taschenrechner ist die Berechnung ganz einfach. Tippen Sie zunächst Ihr Gewicht in Kilogramm ein, dann teilen Sie es durch Ihre Körpergröße in Meter und drücken auf die Ergebnistaste. Das Ergebnis teilen Sie nun noch einmal durch Ihre Körpergröße in Meter und Sie erhalten Ihren persönlichen Body Mass Index.
Damit es gelingt, hier nochmals der Rechenvorgang an einem konkreten Beispiel: Angenommen, jemand wiegt 84 Kilo und ist 1,78 Meter groß. Dann wird zunächst die Zahl 84 eingetippt und durch 1,78 geteilt. Das Ergebnis ist 47,191. 47,191 : 1,78 = 26,51. Der BMI dieser Person liegt gerundet bei 27.
Sie können Ihren BMI auch direkt mit der folgenden Grafik bestimmen. Legen Sie dazu ein Lineal so an, dass es über Ihre Körpergröße und Ihr Gewicht verläuft. In der Mitte lesen Sie dann Ihren BMI dort ab, wo das Lineal die Achse schneidet.

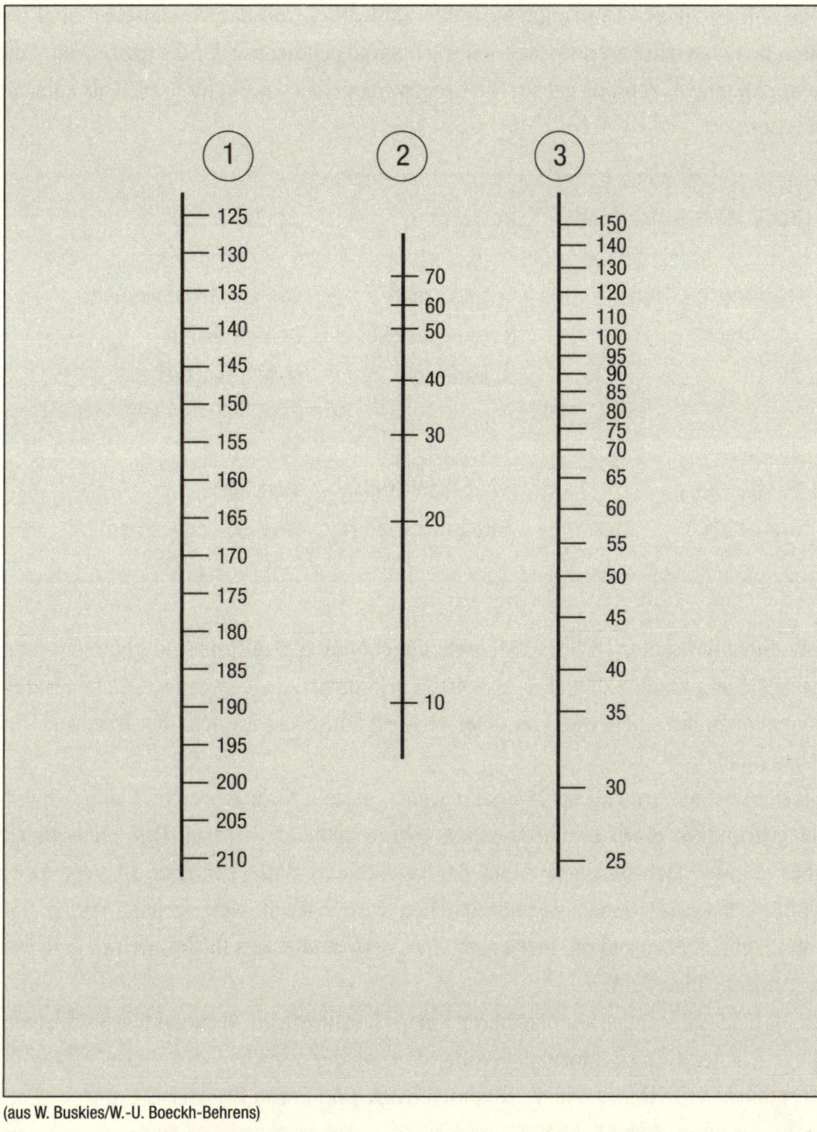

(aus W. Buskies/W.-U. Boeckh-Behrens)

1 = Körpergröße in cm; 2 = BMI; 3 = Körpergewicht in kg

Der BMI ist zunächst nur eine abstrakte Zahl. Doch von der Wissenschaft sind bestimmte Klassen definiert worden – übrigens völlig einheitlich für die ganze Welt – die dem BMI eine Bedeutung geben. Die Grenzwerte gelten sowohl für Frauen als auch für Männer.

Body Mass Index (BMI)	Bewertung	Maßnahmen
Niedriger als 18,5	Untergewicht	an Gewicht zunehmen
18,5-25	Normalgewicht	Gewicht halten
25-30	Übergewicht	abnehmen, wenn Risikofaktoren vorhanden
30-35	Adipositas Grad I	abnehmen
35-40	Adipositas Grad II	stark abnehmen
Größer als 40	Adipositas Grad III	erheblich abnehmen

Mit einem BMI unter 18,5 sind Menschen nicht nur schlank, sie sind untergewichtig. Es ist schon paradox, dass das »weibliche Schönheitsideal« in den westlichen Industrienationen bei einem BMI von unter 18 liegt! Kate Moss erreicht den Wert von 18,5 lange nicht.

Bis der BMI die Grenze von 25 überschreitet, besteht Normalgewicht. Einen vernünftigen Grund für eine Gewichtsabnahme gibt es nicht! Das ist natürlich leicht gesagt, aber schwer nachvollzogen, wenn der »Schönheits-BMI« bei etwa 18 liegt. Doch sollte sich keine/r einen gesundheitlichen Vorteil davon versprechen, seinen BMI von 23 auf 20 abzusenken. Im Gegenteil, es besteht eher das Risiko, sich so eine Essstörung einzuhandeln.

Ab BMI 25 allerdings können bereits gewichtsabhängige Risikofaktoren auftreten, die mit einer Gewichtsnormalisierung aber wieder verschwinden. Dazu zählen im wesentlichen: Diabetes Typ 2, Bluthochdruck und Fettstoffwechselstörungen. Aber nicht nur körperliche Faktoren, sondern auch der psychosoziale Leidensdruck wird von Forschern als Grund für eine Gewichtsreduktion genannt.

Ab BMI 30 gibt es keine Diskussion mehr. Hier besteht eindeutig ein zwingender Grund zur Gewichtsabnahme, um Erkrankungen vorzubeugen oder sie zu bessern, falls sie schon eingetreten sind.

Die Unterteilung der Adipositas in drei Grade haben Experten vorgenommen, um zusätzlich noch Hinweise auf Therapiemöglichkeiten zu geben. So sollte bei der Adipositas Grad III auch daran gedacht werden, mit einer chirurgischen Maßnahme wie dem Magenband (Gastric Banding) dem Patienten zu helfen. Doch diese Behandlungsmöglichkeiten müssen mit Ärzten und Psychologen im Einzelfall sehr genau geprüft werden, sodass wir uns hier eine eingehende Darstellung ersparen.

Ist Ihr Wunschgewicht erreichbar?

Sie haben natürlich eine Vorstellung von Ihrem Wunschgewicht. Es stellt sich aber die Frage, ob Sie Ihr Wunschgewicht tatsächlich »in einem Anlauf« erreichen können. Dazu habe ich für Sie einen kleinen Test vorbereitet, der Ihnen helfen wird, eine realistische Gewichtsabnahme zu planen. Bitte beantworten Sie die nachfolgenden Fragen:

Test zur Gewichtsabnahme		
Wie viele Diäten haben Sie in den letzten fünf Jahren gemacht?		
mehr als drei Diäten	= 3 Punkte	
zwei oder drei Diäten	= 2 Punkte	
eine oder keine Diät	= 0 Punkte	☐ Punkte
Waren Sie in den letzten zehn Jahren schwerer als heute?		
ja, war mehr als 10 kg schwerer	= 4 Punkte	
ja, war mehr als 5 kg schwerer	= 2 Punkte	
nein	= 0 Punkte	☐ Punkte

Ihr Body Mass Index (BMI) liegt		
unter 18,5	= 20 Punkte	
zwischen 18,5 und 23	= 15 Punkte	
zwischen 23 und 25	= 10 Punkte	
zwischen 25 und 30	= 6 Punkte	
über 30	= 0 Punkte	☐ Punkte
Sind Sie bereits körperlich aktiv?		
ja, sehr aktiv (Sport, Fitness)	= 2 Punkte	
nein	= 0 Punkte	☐ Punkte
Sind/waren Ihre Eltern dick?		
ja, beide	= 4 Punkte	
nur einer	= 2 Punkte	
nein	= 0 Punkte	☐ Punkte
Sind Sie ein eher sparsamer Esser?		
ja	= 2 Punkte	
nein	= 0 Punkte	☐ Punkte
Mögen Sie fettreiches Essen (z. B. Streichfett, Wurst, Käse oder Schokolade)?		
ja, esse ich häufig	= 0 Punkte	
ja, esse ich schon	= 2 Punkte	
ja, aber eher selten	= 3 Punkte	
nein, eher nicht	= 4 Punkte	☐ Punkte
Zählen Sie bitte Ihre Punkte zusammen		—

Wenn Sie mehr als 20 Punkte haben, sollten Sie überlegen, ob Sie wirklich abnehmen wollen. Liegt Ihr BMI unter 25, besteht auch aus gesundheitlicher Sicht kein Grund, Gewicht zu reduzieren.

Wer weniger als 20 Punkte erreicht hat, zieht diese Punktzahl von der Zahl 20 ab, um zu errechnen wieviel Gewicht er reduzieren muss.

20 – X = Y kg Gewichtsabnahme

Das Ergebnis gibt Ihnen einen Hinweis auf ein realistisches Ziel, das Sie sich vornehmen könnten.
Hat der Test Sie irritiert, weil Sie »0 Punkte« bekommen, wenn Sie viel Fett essen oder »2 Punkte«, wenn Sie sich bereits sehr aktiv bewegen? Nun, wenn Sie viel Fett essen, können Sie auch viel Fett einsparen, um gut abzunehmen. Wenn Sie sich schon heute aktiv bewegen, dann nutzen Sie diese Quelle der Energieabgabe bereits, so dass nur schwer eine Steigerung möglich ist.

Wie schnell sollte das Gewicht reduziert werden?

Jetzt fehlt noch die Zeitspanne, in der Sie Ihre Gewichtsabnahme tatsächlich schaffen können. Als gute Faustformel hat sich das »Pfund pro Woche« bewährt. Das ist nicht unrealistisch viel, aber auch nicht so wenig, dass Ihre Motivation leidet. Schließlich kommen bei einem halben Kilo Gewichtsreduktion in der Woche pro Monat zwei Kilo zusammen, das macht im halben Jahr bereits zwölf Kilo aus – eine stattliche Gewichtsabnahme.
Noch ein Tipp: Je mehr Zeit Sie sich nehmen, um so größer wird die Erfolgschance – gerade im Hinblick auf langfristiges Halten des neuen Gewichts!
Wenn Sie Ihren Entschluss jetzt gefasst haben, müssen Sie aber auch ganz fest dahinter stehen. Es ist viel besser, erst einmal ein bescheidenes Ziel zu erreichen, um dann weiter zu planen, als sich von vorne herein unter zu hohen Zieldruck zu setzen, der nach kurzer Zeit zum Misserfolg führt.

Selbst eine Gewichtsabnahme von nur drei Kilo, die über Jahre anhält, ist viel besser als eine Abnahme von zehn Kilo, die bald wieder verloren geht (unter Umständen sogar mit »Zinsen«).

Wenn Sie es einfach nicht ertragen können, sich mit »nur fünf Kilo« oder »nur zehn Kilo« abzufinden, obschon das wirklich ein toller Erfolg wäre, dann nehmen Sie sich diese Ziele als Zwischenstationen vor. Haben Sie das Gewicht dann längere Zeit gehalten, können Sie erneut beschließen abzunehmen.

Ich würde mich freuen, wenn Sie jetzt Ihre Zielabnahme irgendwo zwischen drei und zehn Kilo festgelegt hätten und sich dafür zwischen sechs und 25 Wochen vornehmen würden. Dann liegen Sie im realistischen Bereich mit positiven Aussichten für Ihre Figur, aber auch für Ihre Psyche. Damit ist ein guter Anfang gemacht und das Training kann beginnen.

Das Abnehmtraining

Das folgende Training soll Ihnen helfen Ihr Gewicht vernünftig und physiologisch sowie psychologisch sinnvoll zu senken. Das Wissen, das Sie sich mit den ersten Kapiteln erworben haben, wird Ihnen dabei sehr hilfreich sein.

Die erste Trainingswoche – planen Sie Ihr neues Essverhalten

Die kommende Woche wird Ihre erste Trainingswoche. Keine Angst, es wird nicht anstrengend! Jeder, der etwas ändern möchte, muss natürlich wissen, was er ändern will. Wenn ich Ihnen jetzt z.B. empfehlen würde »Essen Sie weniger!«, wäre das keine große Hilfe. Solange Sie nicht exakt wissen, *wovon* Sie *wie viel* weniger essen sollten, ist ein solcher Tipp Unsinn. Außerdem müsste ich Ihnen auch noch sagen, was Sie *stattdessen* sollen, denn Sie wollen ja keine Hungerkur starten.

Antworten auf diese Fragen kann ich Ihnen aus der Ferne aber nicht geben, denn woher sollte ich wissen, was und wie Sie essen und trinken. Darum sind Sie selbst gefragt. Ich ernenne Sie also zu Ihrem eigenen Trainer. Als Co-Trainer erlaube ich mir aber, Ihnen ein paar Spielregeln zu erklären, nach denen Sie Ihr Training gestalten sollten.

Spielregel Nr. 1 – erfassen Sie Ihre Mahlzeiten

Am besten Sie starten Sie Ihr Training früh an einem Montag, dann wissen Sie, dass am Sonntagabend Spielregel Nr. 1 für Sie erledigt ist.

Am Ende dieses Buches finden Sie das Kapitel »Mein Tagebuch – Essen und Trinken«. Es wird Sie jetzt eine Woche lang begleiten. Im Tagebuch notieren Sie bitte alles, was Sie essen und trinken. Es gelten haushaltsübliche Portionen, die auch jeweils angegeben sind. Wenn Sie also eine Tasse Kaffee trinken, ein halbes Brötchen essen oder eine Portion Gulasch verzehren, immer gibt es pro Portion einen Strich im Tagebuch. Je genauer Sie Ihre Striche machen, um so besser wird die Auswertung.

Sicher kommt es vor, dass Sie irgendetwas essen oder trinken, das im Tagebuch nicht aufgelistet ist. In einem solchen Fall müssen Sie sich selbst helfen. Tragen Sie den

Strich oder die Striche dann bei einem ähnlichen Lebensmittel ein. Es ist immer besser, einen Strich bei einem ähnlichen Produkt zu machen, als ihn einfach auszulassen, denn dadurch wird der Fehler noch größer.
Außerdem: Essen und trinken Sie wie gewohnt. Es soll noch keine Veränderungen in Ihrem Ess- und Trinkverhalten geben. Erst nach dieser Woche wollen wir feststellen, was sich überhaupt zu ändern lohnt. Wählen Sie keine Woche aus, in der viele Feste gefeiert werden. Damit das Ergebnis möglichst ausgewogen ist, sind sieben völlig normale Tage am besten.
Ich weiß, dass Sie sich selbst mit diesem Tagebuch »auf den Zahn fühlen«. Aber genau das ist auch der Sinn. Wenn Sie also sonntags immer ein Stück Sahnetorte essen, dann essen Sie es bitte auch in der ersten Trainingswoche! Es wäre grundfalsch, wenn Sie jetzt ganz anders essen als Sie es bisher getan haben. Seien Sie offen und ehrlich, denn Sie wollen sich helfen. Wenn Sie bei Vollkornbrot einen Strich machen, wenn Sie in Wirklichkeit einen Riegel Schokolade vernascht haben, dann lügen Sie sich selbst in die Tasche. Und das wollen Sie nicht, denn die erste Trainingswoche ist dann die Basis für Ihr Folgetraining.

Die zweite Trainingswoche – das Basistraining beginnt

Jetzt wird es richtig spannend. Sie haben eine Woche Tagebuch geführt, um Ihr Ess- und Trinkverhalten zu dokumentieren. Die Auswertung wird Ihnen zeigen, welche Trainingsziele Sie im Basistraining erreichen können. Damit wird auch Ihre Gewichtsabnahme beginnen. Bitte stellen Sie sich aber nicht dauernd auf die Waage. Einmal in der Woche reicht völlig. Viel ansprechender finde ich es übrigens, wenn Sie versuchen, statt sich zu wiegen, Ihr Gewicht zu fühlen. Schließlich wollen Sie auch Ihr Körpergefühl etwas trainieren.

Auswertung des Tagebuchs

Um Sie nicht laufend mit Kopfrechnen zu strapazieren, möchte ich Ihnen kurz noch die »Fettaugen« vorstellen, die Ihnen bald sehr geläufig sein werden. Die Anzahl der Fettaugen symbolisiert, wie viel Fett in einem Lebensmittel oder einer Speise enthalten ist. Ein Fettauge steht dabei für drei Gramm Fett. Wie Sie bereits wissen, stoppt Alkohol die Fettverbrennung im Körper (siehe Seite 35f.), sodass Alkoholkalorien letztlich die gleiche Wirkung haben wie Fett. Darum sind auch alkoholische Getränke mit Fettaugen versehen.

Bestimmen Sie jetzt in Ihrem Tagebuch Ihre eigene Fettaugenbilanz. Dazu zählen Sie bitte in dem Kasten hinter jedem Lebensmittel die Anzahl der Striche zusammen und notieren Sie dann die Summe in den beiden Kästchen der dafür vorgesehenen Spalte. Fertig? Gut, dann kommt der nächste Schritt.

Multiplizieren Sie jetzt bitte bei jedem Lebensmittel die Summe der Striche mit der Ziffer, die hinter den Summenkästchen steht. Wie Sie schon richtig vermuten, steht diese Ziffer für den Fettfaktor. Das Ergebnis Ihrer Multiplikation gibt an, wie viele Fettaugen dieses Lebensmittel in der Woche beigesteuert hat. Wenn Sie diese Rechnung für alle Lebensmittel im Tagebuch beendet haben, ist die erste Stufe Ihrer Auswertung fertig.

Blättern Sie jetzt einmal Ihr Tagebuch durch und schauen sich an, wie viele Fettaugen die einzelnen Lebensmittel und Speisen bei Ihnen ins Essen (oder auch in die Getränke) bringen.

Spielregel Nr. 2 – reduzieren Sie die »Fettbomben«

Suchen Sie in Ihrem Tagebuch das Lebensmittel, das insgesamt die meisten Fettaugen verzeichnet. Gibt es Gleichstand bei zwei oder gar drei Lebensmitteln, dann notieren Sie bitte alle Positionen hier in der Tabelle. Der oder die Spitzenreiter mit den meisten Fettaugen nennen wir »Fettbombe«.

Spitzenreiter	Meine Fettbombe	Fettaugen pro Woche
1.		
2.		
3.		

Essen und trinken Sie weiter wie bisher – nur: Versuchen Sie, in der zweiten Trainingswoche den Konsum Ihrer Fettbombe zu halbieren.
Beispiel 1: Im Tagebuch werden mit Butter insgesamt 82 Fettaugen gesammelt. Butter ist die Fettbombe. Zielvorstellung: 41 Butter-Fettaugen für die zweite Trainingswoche. Wie kann das gelingen? Man kauft beispielsweise Halbfettbutter und spart dadurch bereits 50 Prozent Fett ein. Oder man streicht auf jede zweite Scheibe statt Butter Cremequark oder Senf und spart ebenfalls 50 Prozent Fett ein.
Beispiel 2: Wurst ergibt im Tagebuch insgesamt 76 Fettaugen und wird zur Fettbombe. Ziel: 38 Wurst-Fettaugen für die zweite Trainingswoche. Um das zu realisieren kauft man fettarmen Aufschnitt oder fettreduzierte Produkte (unter 20 Prozent Fett).
Beispiel 3: Wein summiert sich auf insgesamt 70 Fettaugen und gilt als Fettbombe. Ziel: 35 Fettaugen für die zweite Trainingswoche. Lösung: Man versucht, in der Woche mit 1,3 Liter Wein auszukommen. Schorle ist auch eine gute Alternative.
Haben Sie schon eine Idee, wie Sie es schaffen können, Ihre Fettbombe zu halbieren? Ab Seite 120 finden Sie in der »Anstatt-Liste« noch weitere Ideen, wie fettreiche Lebensmittel durch fettärmere ersetzt werden können.
Flexible Verhaltenskontrolle nicht vergessen! Die Fettbombe darf aber nicht auf Null heruntergeplant werden. Das geht schief, weil die geringste Überschreitung zum Zusammenbruch des Vorsatzes führt. Planen Sie die Zahl für die Fettbombe nicht für einen Tag, sondern für eine Woche. Dann ist es möglich, über die Tage auszugleichen und sich ein »Guthaben« zu schaffen oder von »Kredit« zu leben.
Führen Sie in der zweiten Trainingswoche die Strichliste in der folgenden Tabelle. So können Sie kontinuierlich beobachten, wie Sie Ihrem Trainingsziel »Fettbombe minus 50 Prozent« näher kommen.

Zweite Trainingswoche: Fettbombe minus 50 Prozent		
Fettbombe	Strichliste Fettaugen	Summe
		☐☐ = Ziel
		☐☐ = Ziel
		☐☐ = Ziel

Die dritte Trainingswoche

Sie haben es bestimmt geschafft, Ihre Fettbombe zu halbieren. Sie erleben auch, dass nicht unbedingt von heute auf morgen alles anders sein muss, wenn Sie Ihr Essverhalten (und damit langfristig auch Ihr Gewicht) verändern. Lassen Sie sich Zeit, und werden Sie bitte nicht ungeduldig. Schließlich wollen Sie nicht wieder den schnellen »Erfolg« erzwingen, der letztlich nur den Jo-Jo-Effekt fördert.

Die dritte Trainingswoche greift noch nachhaltiger in Ihr Essverhalten ein. Da wir aber immer an die flexible Verhaltenskontrolle denken, bleiben die Ziele erreichbar und der Erfolg ist vorprogrammiert.

Spielregel Nr. 3 – reduzieren Sie die Fettaugen

Nehmen Sie bitte wieder Ihr Tagebuch zur Hand. Zählen Sie nun alle Fettaugen zusammen, die Sie in dieser Woche verzehrt haben. Da wird vermutlich eine recht hohe Zahl herauskommen, denn wenn Sie nur 30 Fettaugen pro Tag konsumiert haben, dann sind das in der Woche schon 210 Fettaugen.

Teilen Sie das Gesamtwochenergebnis bitte durch sieben, also durch die Anzahl der Tage, die Sie das Tagebuch geführt haben. Damit haben Sie dann Ihre Basis-Fettaugen, die Sie gewohnt waren, täglich zu essen bzw. zu trinken. Die folgende Tabelle zeigt Ihnen, wie Sie Ihre Basis-Fettaugen bewerten müssen.

Basis-Fettaugen	Bewertung
unter 20	extrem geringe Fettaufnahme unter 60 Gramm pro Tag
zwischen 20 und 25	sehr geringe Fettaufnahme – ideal, um Gewicht abzunehmen
zwischen 25 und 30	geringe Fettaufnahme, ideal, um Gewicht zu halten
zwischen 30 und 35	durchschnittliche Fettaufnahme in Deutschland
über 35	Fettaufnahme von Übergewichtigen

In der dritten Trainingswoche sollten Sie versuchen, mit insgesamt 140 Fettaugen auszukommen.
Im zweiten Teil des Tagebuchs (ab Seite 153) finden Sie Tabellen, die die Fettaugen für viele Lebensmittel, Speisen und Getränke angeben. Wenn Sie dort immer wieder nachschlagen, sind Ihnen die Fettaugen, die für Ihre bevorzugten Lebensmittel gelten, bald vertraut. Legen Sie sich einen Notizzettel an, auf dem Sie fortlaufend die Fettaugen notieren, um Abends bereits eine Tendenz zu erkennen. Dann können Sie planen, um sicher zu sein, die Gesamtsumme für die dritte Trainingswoche auch zu erreichen. Übrigens: Die Spielregel »Fettbombe minus 50 Prozent« gilt natürlich weiter!
Sie werden an einzelnen Tagen mal mehr, mal weniger Fettaugen zu sich nehmen. So können Sie z. B. am Dienstag einen Geburtstag feiern und dort Fettaugen vom Montag verzehren, wenn Sie sich ein Guthaben angespart haben. Falls nicht, dann nehmen Sie sich am Dienstag einen Kredit vom Mittwoch oder Donnerstag. Im Training ist es nur wichtig, die Gesamtwochenbilanz zu erreichen. Schwankungen von Tag zu Tag sind nicht nur erlaubt, sondern sogar erwünscht. Sie erleichtern das Leben, sorgen für Essgenuss ohne Frust und Schuldgefühle und stabilisieren Ihren Erfolg.
Sollten Sie mit Ihren Basisfettaugen über 35 liegen, dann wäre eine Absenkung auf 140 Fettaugen pro Woche zu groß. Ich empfehle Ihnen als Zielgröße 160.
Sie liegen mit Ihren Basisfettaugen unter 20? Dann wird es etwas schwierig Fettaugen zu sparen. Es sei denn, Sie haben in der Tagebuchwoche bereits abgenommen. Dann können Sie mit 140 Fettaugen pro Woche weiter trainieren. Ist Ihr Gewicht jedoch konstant geblieben und Sie essen weniger als 20 Fettaugen pro Tag, dann kann ich Sie nur auf das Kapitel »Vom Training zur Gewohnheit« verweisen. Dort geht es um die Erhöhung der Energieabgabe durch Bewegung.

Die vierte Trainingswoche und die folgenden Wochen

Die Spielregeln für die vierte und alle folgenden Trainingswochen sind gleich. Es geht darum, die Fettbilanz auf 20 Fettaugen pro Tag (= 140 Fettaugen in der Woche) einzupendeln und dabei mit Kohlenhydraten liberal umzugehen, sodass sich eine *ausreichende Sättigung* einstellt. Denn ohne ausreichendes Sättigungsgefühl ist Ihr Vorhaben abzunehmen schnell gefährdet.

Noch ein Wort zu den Kohlenhydraten

Mit Kohlenhydraten, also Gemüse, Kartoffeln, Obst, Salaten, Brot und anderen Getreideprodukten sowie Nudeln oder Reis müssen Sie Freundschaft schließen. Kohlenhydrate helfen, auf angenehme und dauerhafte Weise »eine gute Figur zu machen«. Kohlenhydrate sind keine Dickmacher, sondern eher Fitmacher. Sie steuern Ballaststoffe bei, aber auch Vitamine und Mineralstoffe. Außerdem sind vor allem in Obst und Gemüse besondere bioaktive Substanzen enthalten, die unsere Leistungsfähigkeit fördern und auch Schutzwirkung gegen viele Krankheiten (z. B. Herz-Kreislauf-Erkrankungen oder Krebs) haben. Darum gibt es die Aktion »Fünf am Tag«. Fünf Portionen frisches Gemüse oder Obst täglich werden empfohlen, um alle positiven Auswirkungen, die bioaktive Substanzen haben, zu optimieren. »Fünf am Tag« ist eigentlich ganz einfach zu realisieren, z. B. mit einem frisch gepressten Orangensaft zum Frühstück, einem Apfel als Zwischenmahlzeit, einem Gurkensalat zum Mittagessen, einer Orange am Nachmittag und einem Tomatenbrot am Abend.

Über Zucker sprachen wir schon. Auch wenn Zucker ein konzentriertes Kohlenhydrat ist, so gilt auch für Zucker, dass er – in »normalen« Mengen verzehrt – kein Übergewicht verursacht. Für alle »Naschkatzen«, die abnehmen wollen, kann ich daher fettfreie Süßigkeiten empfehlen. Das sind z. B. ABC Kekse, auch Russischbrot genannt, Löffelbiskuits, Gummibärchen, Weingummi, Butterkekse (die nur so heißen, aber fast keine Butter enthalten), Fruchtbonbons, Konfitüre oder Honig. Schokolade ist leider eher eine »Fettigkeit«, denn sie enthält mehr Fett- als Kohlenhydratkalorien.

Spielregel 5 – Wer hungert, macht etwas falsch!

Essen Sie kohlenhydratreiche Lebensmittel, bis Sie ausreichend satt sind. Es ist nicht nötig zu hungern, denn Kohlenhydrate in üblichen Verzehrmengen werden nicht in Körperfett umgewandelt.

Spielregel 6 – Süßes nur in Form von Kohlenhydraten

Wenn Sie gerne etwas Süßes essen, dann achten Sie darauf, kohlenhydratreiche Süßigkeiten (s. o.) und keine »Fettigkeiten« zu wählen.

Noch ein Wort zum Fett

Fett ist kein »böser Stoff«, ganz im Gegenteil. Fettlösliche Vitamine (E, D, K und A) können nur resorbiert werden, wenn Fett im Organismus ist. Lebenswichtige Fettsäuren, die der Körper selbst nicht herstellen kann, müssen in Form von Nahrungsfetten verzehrt werden. Weil viele Aromastoffe fettlöslich sind, ist Fett zudem ein Geschmacksverstärker. Also: Fett ist ein sinnvoller, sogar lebensnotwendiger Stoff. Aber Fett ist auch der Stoff, aus dem Übergewicht gemacht ist. Darum gilt:

Nicht Fett ist ein Problem, zu viel Fett ist das Problem

Das Ziel unseres Esstrainings heißt: Fettaufnahme normalisieren! Bis zu 20 Fettaugen am Tag zur Gewichtsabnahme, zwischen 20 und 30 Fettaugen am Tag zur Gewichtsstabilisierung. Es kann und darf nicht darum gehen, den Fettkonsum maximal abzubauen. Das ist nicht gesund und sogar gefährlich.

Spielregel 7 – 140 Fettaugen sind genug

Versuchen Sie, Ihren Fettkonsum auf 20 Fettaugen pro Tag (= 140 Fettaugen pro Woche) einzustellen.

Spielregel 8 – versteckte Fette meiden

Am besten sparen Sie Fett, wenn Sie versteckte Fette (z. B. in Wurst oder Käse) aufspüren und einsparen.

Spielregel 9 – nicht ganz auf Fett verzichten

Das Ziel heißt nicht, ganz auf Fett zu verzichten. Ein Butterflöckchen auf der Pellkartoffel oder am Spargel beispielsweise leisten Sie sich für den Essgenuss.

Spielregel 10 – Verbote sind verboten

Es ist verboten, sich ein Lebensmittel oder eine Speise zu verbieten! Sie kennen sicher das Phänomen: Wer an Schokolade denken will, der muss sie sich nur verbieten. Besser als Verbote und Gebote funktioniert die flexible Verhaltenskontrolle.

Vom Training zur Gewohnheit

Zwischen *Wissen* und *Tun* liegen oft Welten. Jeder weiß, wie sinnvoll Bewegung ist. Aber es gibt nur sehr wenige Menschen, die sich wirklich konsequent aktiv bewegen. Jeder weiß, wie gesund es ist, Milch zu trinken. Doch Milch ist in Deutschland kein besonders beliebtes Getränk. Wissen zu erwerben, ist eben viel einfacher, als sein Verhalten zu ändern!

Eine neue Information braucht man nur zu verstehen, und schon hat man sie gespeichert. Neues Verhalten jedoch muss trainiert werden. Das dauert und ist anfangs eher lästig und unbequem. Ich könnte Ihnen auf den nächsten Seiten natürlich »ganz einfach« erklären, wie der Straßenverkehr in England funktioniert. Doch damit hätte ich Ihnen noch lange nicht beigebracht, mit Ihrem Auto wirklich links zu fahren. Dazu müssten wir uns auf einem Übungsplatz treffen, ins Auto setzen und trainieren, links zu fahren.

Auch Essverhalten ist das Ergebnis eines Trainings. Wenn ich jetzt versuche, Ihnen ein paar Tipps und Spielregeln für ein neues Essverhalten nahezubringen, so gelingt das nur, wenn Sie bereit sind, diese Informationen bei Tisch, in der Küche und im Supermarkt für Ihr Training zu nutzen.

Und noch einmal – flexible Verhaltenskontrolle

Die Verhaltensforschung hat einige Jahre benötigt, um klar zu erkennen, wie wir Menschen uns in unserem Essverhalten immer wieder selbst eine Falle stellen – und dann auch hineintappen. Im Kapitel »Wie wir uns selbst ärgern« (S.60) haben wir schon besprochen, wie rigide Vorsätze sich auf das Abnehmen auswirken – katastrophal! Die geringste Überschreitung, die für sich genommen überhaupt keine negativen Auswirkungen auf das Gewicht hat, schlägt im Kopf ein wie eine Bombe und zerstört die gefassten Vorsätze. Erkennbar ist dieses Phänomen an dem Satz »Jetzt ist es auch egal!«, der einem im Augenblick der Überschreitung durch den Kopf geht.

Die Versuchungen, die rigide Vorsätze zunichte machen können, sind allgegenwärtig: Drei Tage lang hat man keinen Alkohol getrunken, ja, aber dann ist Besuch da ...

Eine Woche lang hat man konsequent auf Schokolade verzichtet, aber dann bietet einem die Freundin ein kleines Stückchen an. Das ganze Wochenende hat man eisern auf Butter und Wurst verzichtet, und am Montag hat ein Kollege Geburtstag und serviert herrliche Brötchen, natürlich mit Wurst ...
Im Schlaraffenland sind solche »Pannen« nicht zu vermeiden. Wer absolut keine Schokolade mehr essen, absolut keine Wurst mehr aufs Brot legen und absolut keinen Wein mehr trinken will, der müsste sehr weit reisen. In ein Land, in dem es weder Schokolade noch Wurst oder Wein gibt. Wer allerdings lieber daheim bleiben möchte, der sollte dafür sorgen, dass der katastrophale Gedanke »Jetzt ist es auch egal!« im Gehirn nicht mehr aktiviert wird.
Das kann gelingen, muss aber trainiert werden. Ein bisschen Übung macht schnell den Meister. Misserfolge kann es nicht geben, da sich höchstens ein Trainingsstillstand einschleicht. Das ist beim Esstraining genauso wie beim Tennistraining. Das Trainingsziel heißt *»flexible Verhaltenskontrolle«*. Wichtig ist das Wortende: Kontrolle! Flexible Verhaltenskontrolle bedeutet nicht, alles einfach locker zu sehen. Das ist keine Kontrolle!
Flexible Kontrolle gilt auch nicht »für das ganze Leben«, sondern nur für einen bestimmten Trainingszeitraum. Flexible Verhaltenskontrolle bezieht sich auf einen überschaubaren Zeitrahmen, z. B. eine Woche oder einen Monat. Für diese Zeitspanne wird ein Konsumziel gesetzt, das etwas weniger oder etwas mehr beinhaltet als bisher. Mit anderen Worten: Wir helfen uns selbst, indem wir uns sehr fair ein Ziel setzen, das auch tatsächlich erreichbar ist. So hilft flexible Verhaltenskontrolle, Misserfolgen vorzubeugen. Dadurch steigt das Selbstvertrauen, die Motivation wird gestärkt und Erfolge werden immer häufiger.
Und das Wichtigste ist: Flexible Kontrolle lässt Verhaltenskorrekturen zu und bricht nicht bei der kleinster Überschreitung in sich selbst zusammen. Den fatalen Satz »Jetzt ist es auch egal!« gibt es bei flexibler Verhaltenskontrolle nicht mehr.
Schauen wir uns ein paar Beispiele an:

- Wenn man sich vornimmt, in der nächsten Woche vier Stunden mit dem Fahrrad zu fahren, dann ist das eine flexible Verhaltenskontrolle (im Gegensatz zu: »Ab morgen fahre ich immer mit dem Fahrrad.«). Wenn es an einem Tag regnet, aktiviert das nicht »Jetzt ist es auch egal!«.

- Wenn man sich vornimmt, in der nächsten Woche ein Paket Vollkornbrot und drei Becher Magerquark zu essen (statt »Ab morgen gibt's nur noch ...«), dann ist das flexible Verhaltenskontrolle. Eine kleine »Kaloriensünde« aktiviert nicht »Jetzt ist es auch egal!«.
- Wenn man sich vornimmt, im kommenden Monat mit fünf Tafeln Schokolade auszukommen (statt: »Ab morgen nie wieder Schokolade!«), dann ist das flexible Verhaltenskontrolle. Ein Stückchen Schokolade aktiviert nicht »Jetzt ist es auch egal!«.

Flexible Verhaltenskontrolle bietet die faire Möglichkeit, das eigene Verhalten allmählich zu ändern. Erfolge geben Bestätigung. Und die Verbote, die es bei der flexiblen Kontrolle nicht gibt, können bestimmte Lebensmittel nicht mehr besonders attraktiv machen (siehe Seite 96).

Beim modernen Abnehmtraining heißt es grundsätzlich:

Verbote sind verboten! Nur wer fair zu sich selbst ist, kann sich wirklich helfen!

Test zur flexiblen Verhaltenskontrolle

Starten Sie Ihr Training in flexibler Verhaltenskontrolle – der Grundlage für den Erfolg Ihrer Gewichtsreduktion – zunächst mit ein paar Testaufgaben. Danach können Sie dann flexible Vorsätze in Ihren Alltag einbauen.

Bitte suchen Sie bei den folgenden sechs Testaufgaben jeweils den Vorsatz heraus, den Sie als flexible Verhaltenskontrolle bezeichnen würden. Denken Sie daran, dass flexible Verhaltenskontrolle so beschaffen ist, dass die Vorsätze durch eine geringe Überschreitung nicht zerstört werden können, der Mensch sich also nicht sagen muss »Jetzt ist es auch egal.«

1. Testaufgabe

Monika »tröstet« sich abends beim Fernsehen regelmäßig mit einer Tafel Schokolade. So hat sie zugenommen. Nun will sie sich selbst helfen und beschließt:

a) »Ab morgen esse ich nie mehr Schokolade.«
b) »Ab morgen erlaube ich mir nur noch eine halbe Tafel.«
c) »Ich darf nur noch jeden zweiten Tag eine Tafel Schokolade essen.«
d) »Ich versuche, nächste Woche mit sechs Tafeln Schokolade auszukommen.«

2. Testaufgabe

Hans-Peter will endlich körperlich aktiv werden. Er kauft sich ein tolles Fahrrad mit Kilometerzähler und beschließt:
a) »Im nächsten Monat werde ich 30 Kilometer mit dem Rad fahren.«
b) »Ich fahre jeden Tag mit dem Rad zur Arbeit.«
c) »Jeden Tag radle ich in der Freizeit zehn Kilometer.«
d) »Jedes Wochenende mache ich eine dreistündige Fahrradtour.«

3. Testaufgabe

Sonja will endlich mehr Kohlenhydrate essen und den Konsum von Fett einschränken. Darum beschließt sie:
a) »Ich esse nie mehr Butter und mache mir jeden Tag eine Portion Nudeln.«
b) »Ich versuche, in der kommenden Woche mit einem Päckchen Butter auszukommen und zwei Packungen Nudeln zu essen.«
c) »Ich esse mittags nur noch Nudeln ohne Fleischsauce.«
d) »Ich esse jeden Tag drei Stück Obst.«

4. Testaufgabe

Sie haben in Kapitel »Der Jahrhundertirrtum« gelernt, dass Alkohol die Fettverbrennung stoppt und darum auch dick machen kann. Darum beschließen Sie:
a) »Ich kaufe weder Bier noch Wein und trinke nur noch Mineralwasser.«
b) »Ich trinke am Abend nur noch ein kleines Glas Wein.«
c) »Ich werde in der kommenden Woche mit zwei Flaschen Wein auskommen.«
d) »Ich trinke ab morgen nur noch Alsterwasser oder Weinschorle.«

5. Testaufgabe

Sie wollen Streichfett sparen. Darum sind Sie fest entschlossen,

a) ab morgen keine Butter oder Margarine mehr zu essen.
b) nur noch jeden zweiten Tag Butter oder Margarine zu verwenden.
c) mit einem Päckchen Butter zwei Wochen auszukommen.
d) ab morgen die Butter oder Margarine ganz dünn aufs Brot zu streichen.

6. Testaufgabe

Eleonore liebt fettreiches Essen. Da sie abnehmen will, nimmt sie sich vor, mehr Kohlenhydrate zu essen und beschließt:

a) »Ab sofort gibt es weder Streichfett noch Öl in meiner Küche.«
b) »In der kommenden Woche werde ich 14 Portionen Kohlenhydrate (z.B. ein Stück Obst, Portion Nudeln, Gemüse etc.) essen.«
c) »Ich esse nur noch Obst, Nudeln oder Kartoffeln ohne fettreiche Sauce.«
d) »Ich esse in der Woche fettarm und belohne mich am Wochenende mit einem schönen Essen beim Italiener.«

Alles angekreuzt? Gut, dann können Sie jetzt feststellen, wie erfolgreich Sie die flexible Verhaltenskontrolle schon erkennen und planen können.

1. Testaufgabe
a) rigide
b) rigide
c) rigide
d) *flexibel*

2. Testaufgabe
a) *flexibel*
b) rigide
c) rigide
d) rigide

3. Testaufgabe
a) rigide
b) *flexibel*
c) rigide
d) rigide

4. Testaufgabe
a) rigide
b) rigide
c) rigide
d) *flexibel*

5. Testaufgabe
a) *flexibel*
b) rigide
c) rigide
d) rigide

6. Testaufgabe
a) rigide
b) *flexibel*
c) rigide
d) keine Kontrolle

Für das Verhaltenstraining sollten Sie sich immer ganz konkret etwas vornehmen. Nur so können Sie feststellen, ob Sie Ihr Trainingsziel erreicht haben. Sie sollen Erfolg erleben, aber den erleben Sie nur, wenn das Erfolgskriterium erkennbar ist. »Weniger« oder »mehr« sind schlechte Kriterien, die leider kein Erfolgsgefühl vermitteln können.

Praktische Tipps zur flexiblen Verhaltenskontrolle

Versuchen Sie jetzt, Ihr Wissen über flexible Verhaltenskontrolle in das tägliche Training einfließen zu lassen.
Nehmen Sie sich am besten Trainingswochen vor mit einem Ziel, von dem Sie glauben, dass Sie es auch wirklich erreichen können. Jetzt müssen Sie selbst Ihr Trainer sein, denn da die Geschmäcker verschieden sind, kann ich Ihre Ziele natürlich nicht vorprogrammieren. Ein paar Anregungen will ich Ihnen aber geben:

Ernährungstipps

Flexible Kontrolle beim Streichfett sollte nach dem Muster »Ich versuche, in der nächsten Woche mit X Gramm Butter/Margarine auszukommen« funktionieren.
Ein anderer guter Trick ist es sich zu sagen: »Ich versuche, in der kommenden Woche die Hälfte meiner Brotscheiben nicht mit Butter/Margarine, sondern mit Cremequark zu bestreichen.« Am besten Sie führen eine kleine Strichliste, um zu beobachten, wie nahe Sie Ihrem Ziel kommen.
Obst eignet sich hervorragend als kleine Zwischenmahlzeit. Versuchen Sie in der Woche z. B. 30 Prozent mehr Obst zu essen als bisher. Deponieren Sie einen kleinen Vorrat am Arbeitsplatz oder vor dem Fehrnseher, damit Sie die Früchte immer in Reichweite haben. Auch hier gilt: Strichliste anlegen, um Erfolgserlebnisse zu haben!
Im Kapitel »Mein Tagebuch – Essen und Trinken« ab Seite 145 können Sie auszählen, wie häufig Sie bisher Gemüse, Kartoffeln, Nudeln oder Reis verzehrt haben. Planen Sie für eine Trainingswoche, diese Portionen um 20 Prozent zu erhöhen. Die Strichliste hilft, die Erfolgsbilanz zu erkennen.

Chips, Nüsse oder Schokoprodukte sind sehr fettreich. Planen Sie eine flexible Verhaltenskontrolle, indem Sie die gewohnte Anzahl fettreicher Snacks z. B. zur Hälfte durch fettfreie bzw. fettarme Snacks ersetzen (siehe Kapitel »Tauschen statt verzichten«).

Noch ein ganz wichtiger Tipp: Planen Sie wirklich Schritt für Schritt und nicht alles auf einmal. Bleiben Sie fair zu sich! Für Ihr Esstraining dürfen Sie sich wirklich ein paar Wochen oder Monate Zeit gönnen. Überlegen Sie, wie viele Jahre Sie anders gegessen haben.

Bewegungstipps

In Sportgeschäften und Sanitätshäusern gibt es kleine Schrittzähler, die man am Hosenbund befestigen kann. Um das Gerät einzustellen, messen Sie zunächst Ihre Schrittlänge und geben diese dann ein. Danach zählt die Maschine Ihre Schritte und rechnet fortlaufend die zurückgelegte Kilometerstrecke aus. Sie werden staunen, was Abends als Tagesergebnis abzulesen ist.
Lassen Sie den Schrittzähler eine Woche lang mitlaufen, um eine Durchschnittswert zu ermitteln. Dabei zählen nicht nur Spaziergänge, sondern auch Alltagswege, die Sie per pedes zurücklegen. Danach stellen Sie das Gerät wieder auf Null und planen Sie dann einen flexiblen Vorsatz, um Ihre Alltagsaktivität zu steigern: »In der kommenden Woche versuche ich, (z. B.) zehn Prozent mehr Laufstrecke zu schaffen!«
Sie werden erleben, wie viel Spaß Ihnen das kleine Gerät bereitet, weil Sie ständig ablesen können, »wie gut Sie sind«. Gerade für die Zeit nach der Gewichtsabnahme ist die aktive Alltagsbewegung unverzichtbar. Denn so wird der Stoffwechsel angeregt und verhindert, dass Muskelmasse statt Fettgewebe abgebaut wird. Ihr kleiner »Wegbegleiter« spornt Sie an. Vor allem auch deshalb, weil Sie ständig genau verfolgen können, wie sich Ihre Aktivitätsbilanz erfolgreich verändert und letztlich auf der Waage positiv auswirkt.
Schwimmer, Reiter oder Fahrradfahrer können ihre Aktivität natürlich auf keinen Schrittzähler bannen. Hier notiert man einfach die geschwommenen Bahnen, genommenen Reitstunden, oder zurückgelegten Kilometer.

Für Ihr Training haben Sie schon jetzt gelernt:

Erfolgsplanung heißt:
- Flexible Verhaltenskontrolle üben
- Überschaubare Trainingszeit festlegen
- Konkrete Ziele setzen, die erreichbar sind
- Erfolg muss erlebt werden

Und nicht vergessen: Erfolge, die Sie erleben, spornen Sie an, machen Sie glücklich und stabilisieren Ihr neues Verhalten.

Misserfolge demütigen, bauen Selbstwertgefühl ab und destabilisieren Ihr Verhalten. Darum gibt es bei diesem Training keine Misserfolge, sondern höchstens einen Trainingsstillstand, der aber überwunden wird.

Einkaufen, kochen, essen

Auf den Genuss bei Tisch will ein normaler Mensch nicht verzichten. Und das ist auch völlig richtig. Essen und Trinken zählen mit zu den wichtigsten Erlebnissen, die eine gute Lebensqualität ausmachen. Damit Ihnen das Sparen von Fettaugen leichter fällt, und der Genuss nicht zu kurz kommt, erhalten Sie in diesem Kapitel wichtige Informationen zum richtigen Einkaufen, fettarmen Kochen und genussvollen Essen. Denn wer im Supermarkt nur noch Magerquark und Knäckebrot kauft und bei jedem Bissen mit schlechtem Gewissen an die Kalorien denkt, der lebt nicht gut. Und irgendwann kommt sicher auch der bekannte Gedanke »Jetzt ist es auch egal« – und dann ist in wenigen Tagen alles hin, was wochenlang unter Entbehrungen »geleistet« wurde.

Kalorien sagen nicht alles

In die Grundzüge des modernen Essens habe ich Sie bereits eingeführt. Kalorien haben wir »abgeschafft«, nachdem klar wurde, dass sechs Bananen und acht Schokotrüffel jeweils 570 kcal liefern. Diese Messgröße hilft uns also bei der Auswahl der richtigen Lebensmittel und Speisen nicht viel weiter.

Kalorien bezeichnen immer Energie, die Lebensmittel dem Körper liefern. Wie bereits erwähnt, gibt es vier Energielieferanten: Fett, Kohlenhydrate, Eiweiß und Alkohol. Es macht viel Sinn, die Kalorien nach den Energielieferanten zu benennen. Denn Fettkalorien wirken anders als Kohlenhydratkalorien, Eiweißkalorien anders als Alkoholkalorien (siehe Seite 35).

Fett und Alkohol sind, wie Sie bereits wissen, besonders energiereich. Wer auf seine Figur achtet, muss daher unbedingt auf Fett- und Alkoholkalorien achten, denn sie machen – mehr aufgenommen als verbraucht – fett. Ganz anders sieht es mit den Kohlenhydrat- und Eiweißkalorien aus. Denn sie machen eher fit!

Mit diesem Wissen sind Sie bereits gut gerüstet. Doch es gibt noch ein Problem. Weder den Fett-, Eiweiß-, Kohlenhydrat- noch den Alkoholgehalt kann man den Lebensmitteln und Getränken ansehen. Auch Geruch oder Geschmack sind als Spürsinne für die vier Kalorienarten nicht sonderlich gut geeignet. Haben Sie einmal einen

»hochprozentigen« Camembert mit 60 Prozent Fett i. Tr. gekostet, der noch nicht ganz reif war? Da schmeckt ein reifer Camembert mit nur 20 Prozent Fett i. Tr. deutlich besser. Selbst Fett kann also nicht immer zutreffend am Geschmack erkannt werden, obwohl viele Menschen darauf schwören, dass fettreiche Lebensmittel besonders gut schmecken.

Der »gute Fettgeschmack« kann nämlich auch durch Konsistenz und Mundgefühl vorgetäuscht werden. In den USA enthält die Rezeptur mancher Lebensmittel einen Stoff, der aus Milcheiweiß besteht, das in winzig kleine Kügelchen zerteilt wurde. Diese Mikrokügelchen täuschen im Mund den Eindruck vor, den wir von Fett her kennen. Käse oder Dressing mit »Simplesse«, so heißt dieser Stoff, schmecken also »fetthaltig«, obschon Eiweiß zugesetzt wurde.

Mit einem einfachen Trick, den jede Diätassistentin kennt, zaubert man aus Magerquark einen leckeren Sahnequark. Dazu verquirlt man den Quark einfach mit einen Schuss Mineralwasser, und schon schmeckt die Mischung nach Sahnequark. Ein gutes und nachvollziehbares Beispiel dafür, wie der »gute Fettgeschmack« durch die besondere Konsistenz einer Speise imitiert werden kann.

Es ist also nicht verwunderlich, dass im großen Sortiment der fettreduzierten Milchprodukte durchaus z. B. Joghurts zu entdecken sind, die hervorragend schmecken. Es ist eben nicht nur der Fettgehalt, sondern auch die Konsistenz eines Lebensmittels, die uns einen angenehmen Geschmack erleben lassen. Da die Geschmäcker aber sehr verschieden sind, muss jeder Verbraucher selbst auf die Suche gehen und testen, welche Produkte ihm persönlich zusagen. Eine Liste mit Produktnamen, die mir gut schmecken, würde Ihnen nicht wirklich helfen.

Gut essen beginnt mit dem Einkaufen

Die ungeheure Fülle an Lebensmitteln in unseren Supermärkten ist ein Geschenk des Schlaraffenlands, von dem man außerhalb der Industrienationen nur träumen kann. Doch dieses Geschenk ist gleichzeitig ein Nachteil. Kaum jemand blickt noch durch und weiß wirklich Bescheid, was in unserer Nahrung alles enthalten ist, zumal viele Informationen auf den Verpackungen verwirrend sind. Wer will aber auch schon 240 000 Lebensmittel kennen oder gar verkostet haben?

Nun werden die weitaus meisten Lebensmittel als verpackte Ware angeboten, und das Lebensmittelgesetz schreibt vor, welche Informationen auf der Packung angegeben sein müssen. Eine Hilfe? Ja und nein. Wenn es um den Fettgehalt geht, dann fehlt diese Information oft (weil nicht vorgeschrieben) oder sie ist nicht unmittelbar verständlich. Gerade bei Milchprodukten wird der Fettgehalt i. Tr. (in der Trockenmasse) genannt, was für etwa 80 Prozent der deutschen Verbraucher zu der falschen Annahme verleitet, das es der prozentuale, absolute Fettgehalt sei (siehe Seite 78). Wir sprachen schon darüber, dass man bei Schnittkäse den Prozentsatz »i. Tr.« etwa halbieren kann, um zu wissen, wieviel Prozent Fettder Käse absolut enthält. Bei Magerquark, der einen viel größeren Wasseranteil hat, sind in 100 Gramm genau elf Gramm Fett enthalten. Er hat also einen absoluten Fettanteil von elf Prozent – auch wenn »40 Prozent Fett i. Tr.« auf der Packung steht.

Die gesetzliche vorgeschriebene Zutatenliste nennt die Zutaten übrigens in der Reihenfolge, in der sie mengenmäßig enthalten sind. Marzipan, auf dessen Verpackung »Mandeln, Zucker ...« steht, ist besser als jenes mit dem Zutatenaufdruck »Zucker, Mandeln ...«, denn hier ist der Zuckeranteil höher als der Mandelanteil.

An der Wursttheke hilft nur konkretes Nachfragen. Viele Wurstsorten werden heute als fettreduzierte Varianten angeboten. Häufig schmecken sie sogar besser als die fettreichen Rezepturen. Grundsätzlich gilt, dass eine Streichwurst umso mehr Fett hat, je streichfähiger sie ist. Nun gibt es aber immer schon Aufschnittsorten, die von ihrer Rezeptur her fettarm oder gar fettfrei sind. Dazu zählen die verschiedensten Sorten von Geflügelaspik, gekochter oder roher Schinken (ohne Fettrand), Bratenaufschnitt oder Corned Beef.

Für Freunde von Streichfetten gibt es in jedem Supermarkt Halbfettprodukte, sowohl Halbfettbutter als auch Halbfettmargarine. Doch genau diese Worte müssen auf der Packung stehen, damit der Fettgehalt um 50 Prozent reduziert ist. Das Wort »Diät« lässt nicht darauf schließen, dass es sich um ein fettreduziertes Produkt handelt.

Beim Begriff »Light« muss besonders aufgepasst werden, denn er ist im Lebensmittelgesetz nicht definiert. Daher sind »Light«-Produkte auch nicht immer fettreduziert. Um Kalorien zu sparen, kann es durchaus sein, dass nur Zucker durch Süßstoff ersetzt wurde, der Fettanteil aber unangetastet blieb. Ich hatte einmal eine »leichte« Backmischung in der Hand und musste beim Lesen des Kleingedruckten feststellen, dass damit »leicht zu backen« gemeint war. Sie sehen, wie wichtig für figurbewusste Kunden das Aufpassen im Supermarkt ist. Denn eines ist klar: Unser Essverhalten beginnt mit dem Einkauf im Supermarkt. Und was eingekauft wird, wird auch gegessen.

Essen im Restaurant

Nicht anders als im Supermarkt ergeht es uns in der Gastronomie. Weder im feinen Restaurant mit den Sternchen noch in der Systemgastronomie werden Informationen über den Fettgehalt der Speisen geliefert. Die Namen jedenfalls – egal, ob »Cordon bleu an Mandelmousse« oder »Cheeseburger« – sind in dieser Hinsicht nicht besonders aussagekräftig. Was also tun? Denn mancherorts ist man auf die »Außer-Haus-Verpflegung« schlichtweg angewiesen.

Trauen Sie sich, den Kellner oder die Bedienung nach der Zusammensetzung des Essens zu fragen. Obschon dieser Ratschlag, ich gebe es zu, nicht immer zu aussagekräftigen Informationen führt. Nur selten kann das Bedienungspersonal zutreffende Aussagen über den Fettgehalt der Speisen auf der Karte machen. Also ist man auf sich selbst angewiesen, denn leider geht die Gastronomie mit Fett meist ziemlich großzügig um.

Auf jeden Fall gibt es ein paar Speisekomponenten, die besser nicht gewählt werden sollten. Dazu zählen fettreiche Sahne- oder Buttersaucen, wie Sauce Béarnaise oder Hollandaise, alle Kartoffelvarianten außer Salzkartoffeln oder Püree, Sahnesüppchen oder ein mit Sahne dekorierter Eisteller. Bei Salaten empfiehlt es sich, dazu Joghurtdressing zu bestellen. Mit Fisch oder Roastbeef, gedünstetem Gemüse, einer klaren Suppe als Vorspeise und Obstsalat zum Dessert liegt man eigentlich immer richtig.

In der Systemgastronomie – also dort, wo Fastfood für den schnellen Hunger angeboten wird – sind Tipps für ein »fettnormales Essen« nicht einfach. Brat- und Currywürste sind wahre Fettbomben. Viele Pizzaecken und manche Hamburgerkreationen ebenfalls. Doch wer hier profunde Informationen haben möchte, sei auf das informative Buch »Fettfalle Fastfood« von Dr. Thomas und Birgit Ellrott verwiesen. Außerdem kann Fastfood auch ganz anders sein, z. B. in Form eines Apfels oder einer Banane, die man einfach aus der Tasche zieht – das ist Fastfood von der besonders fettarmen Sorte.

Vor dem Essen steht das Kochen

Auch wenn immer mehr Menschen in Deutschland immer weniger kochen können, so bleibt dennoch die eigene Küche der Ort, an dem man viel für oder gegen die Figur tun kann. In privaten Haushalten wird beim Kochen eine Unmenge an Fett verbraucht (und anschließend gegessen), ohne dass viele Menschen sich dieser Fettfalle bewusst sind.

Wissen Sie, verehrte Leserin, verehrter Leser, wie viele Flaschen Öl Sie in Ihrem Haushalt pro Jahr verbrauchen? Wissen Sie, wie viel Butter oder Margarine in einer Woche »verschwinden«? Von saurer oder süßer Sahne, die die Sauce so schön binden, gar nicht zu reden.

In der Küche gibt es viele Fettquellen. Darum ist es schwierig, hier den Überblick zu behalten. Da steht die Flasche Olivenöl für den Salat. Kokosfett liegt bereit für die Friteuse. Butter fürs Frühstück. Margarine zum Backen. Schmalz für Bratkartoffeln. Und immer nimmt man »nur ein bisschen«, doch die vielen »Bisschen« addieren sich, ohne dass man noch weiß, wie viel Fett auf dem Teller landete.

Damit Sie den Überblick behalten, gibt es ein paar bewährte Tipps, mit denen Sie das Kochen etwas fettärmer gestalten können. Es geht aber nicht darum, die Küche fettfrei zu halten. Denn ohne Fett schmeckt das Essen nicht mehr, und manches Gericht ließe sich nicht zubereiten. Fett ist nämlich ein »küchentechnisch« wichtiger Stoff, ohne den z. B. Bratkartoffeln nicht gelingen können.

So sparen Sie Fett

Zunächst schlage ich vor, dass Sie sich einen soliden Überblick verschaffen. Wer nicht weiß, wie viel Fett in seiner Küche verbraucht wird, hat schlechte Karten, wenn er Fett sparen will. Und: Nur konkrete Ziele können erreicht werden. »Ab heute gehe ich mit Fett sparsam um«, ist ein schlechter Vorsatz, denn keiner wird wissen, wann er sparsam genug war. Darum der konkrete Vorschlag: Reduzieren Sie die Fettsorten. Ein gutes Öl (z. B. Oliven- oder Keimöl) für Salate und fürs Braten sowie ein Streichfett (Halbfettbutter oder -margarine) fürs Brot sind genug.

Schreiben Sie außerdem das Datum auf die Ölflasche, wenn Sie sie anbrechen. Verfahren Sie beim Streichfett genauso. Wenn die Flasche oder das Päckchen Streichfett leer sind, wissen Sie genau, wie viele Tage sie gehalten haben. Kleben Sie ein Klebeband auf die Ölflasche und markieren Sie im Wochenabstand die Füllhöhe. Damit haben Sie einen Ölstandsanzeiger, der Sie genau informiert, wieviel Öl verbraucht wurde. Ein Päckchen Butter enthält 250 Gramm, ein halbes 125 Gramm und ein viertel 62,5 Gramm. Machen Sie an den entsprechenden Stellen Striche auf die Verpackung (oft sind sie sogar schon aufgedruckt). So können Sie die Verbrauchsmengen genau beobachten und durch die Anzahl der Personen in der Familie teilen, um den Pro-Kopf-Verbrauch zu bestimmen. Mithilfe der Fettaugen (siehe Seite 91) können Sie genau ausrechnen wie viel Fett Sie einsparen wollen – je nach Ihrer persönlichen Fettaugenbilanz.

Die Dosis entschärft das Problem

Nochmals, es geht nicht darum, völlig auf Fett zu verzichten. Der Löffel Butter im Gemüse bleibt Pflichtprogramm, doch zehn Löffel Butter schmecken nicht zehnmal so gut. Fett als Geschmacksverstärker ist notwendig, doch hier bestimmt allein die Dosis, ob Fett zum Figurproblem wird. Ein Löffel Butter im Gemüse, das sind ungefähr zehn Gramm Fett für drei oder vier Personen – ein Fettauge pro Person, kein Problem.

Fett benutzen, aber nicht essen

Viele Braten müssen in Fett angebraten werden, damit sie knusprig werden und gut schmecken. Das Bratfett sollte jedoch anschließend nicht mit Sahne gebunden und serviert werden. Dann wird das magerste Fleisch zu einer gewaltigen Fettbombe. Will man den Bratensaft für eine Sauce verwenden, kann man das Bratfett abschöpfen. In Haushaltswarengeschäften gibt es so genannte Fettkännchen, in die die Bratensauce gefüllt wird. Das Fett bleibt im Fettkännchen zurück, weil der Ausguss am Boden des Fettkännchens angebracht ist – Fett schwimmt oben. Mit dieser Methode erzielen Sie einen hervorragenden Geschmack ohne gleichzeitig riesige Fettmengen konsumieren zu müssen.

Bei Bratkartoffeln lässt sich ein Großteil des Bratfettes entfernen, indem die gebratenen Kartoffeln auf Küchenkrepp ausgebreitet werden. Und in beschichteten Pfannen werden Bratkartoffeln auch mit weniger Fett knusprig.

Die Saucenbindung
Wenn Sie eine Sauce zubereiten, sollte das Bratfett immer abgeschöpft und nicht in der Sauce gebunden werden. Als Bindemittel gibt es verschiedene Instantprodukte, aber auch Mehlmilch (Mehl mit Milch im Schüttelbecher gemixt) bindet gut. Auch eine gute Sauce gibt es, wenn man bei Braten Gemüse, wie z. B. Möhren, Sellerie oder Lauch, mitdünstet. Anschließend, wenn das Bratfett abgeschöpft wurde, wird das Gemüse mit dem Schneidstab püriert. Auf diese Art erreicht man eine wohlschmeckende Kohlenhydratbindung. Auf fetthaltige Saucenbinder wie Sahne oder Crème fraîche kann also ohne weiteres verzichtet werden.

Die neue Philosophie in der Küche

Nach der Wiedervereinigung wurde ein gesamtdeutscher Rezeptwettbewerb der Meisterköche durchgeführt. Die Gerichte sollten vor allem für kalorienbewusste Esser geeignet sein. Die Kochprofis haben unzählige Rezepte eingereicht, mit denen wir zunächst den Computer fütterten, um zu berechnen, wieviel Prozent der enthaltenen Kalorien aus Fett bzw. aus Kohlenhydraten stammten. Wir staunten nicht schlecht, als wir die Ergebnisse sahen: Manche Rezepte lagen bei 60, 70, einige gar bei 80 Energieprozent aus Fett. Sie waren also für die figurbewusste Küche denkbar ungeeignet.
Dabei mussten die Köche wissen, dass die Rezepte für Menschen gedacht waren, die ab- und nicht zunehmen wollten. Viele Köche waren sehr überrascht, als wir ihnen die Ergebnisse mitteilten, denn sie hatten geglaubt, sparsam mit Fett umgegangen zu sein. Trösten Sie sich also, selbst professionelle Küchenchefs langen zu gerne und zu leicht in den Fettopf.
Etwas frech habe ich zu den Küchenprofis gesagt, dass es kein Zeichen hoher Kochkunst ist, großzügig mit Fett umzugehen. Wer wirklich meisterlich kochen kann, der kommt auch mit weniger Fett aus und zaubert trotzdem Geschmack ins Essen. Einen von ihnen traf ich später wieder. Er berichtete mir ganz euphorisch von seinem Lernerfolg: »Früher habe ich 120 Liter Sahne in der Woche verbraucht. Jetzt kommen wir mit 40 Litern aus. Die Gäste sind sehr zufrieden. Und ich spare jede Woche das Geld für 80 Liter Sahne.«

Also versuchen Sie auch eine meisterliche Köchin bzw. ein meisterlicher Koch zu werden. Wenn sich der Geschmack am Essen nicht einstellt, dann hilft ein Becher Crème fraîche meist auch nicht weiter – obschon viele noch daran glauben. Oft sind es die Kombinationen von Gewürzen und frischen Kräutern sowie die Verwendung von qualitativ hochwertigen Zutaten, die ein Gericht wirklich schmackhaft machen, und nicht die übermäßige Dosis Fett. Wer gut kochen kann, geht auch mit Fett gut, d. h. sparsam um.

Essen will gelernt sein

Der Einkauf im Supermarkt wurde bewusst erledigt. In der Küche ist ein schmackhaftes Essen mit Augenmaß für Fett zubereitet worden. Alles ist also ganz wunderbar und das Essen kann beginnen. Damit aus der Esslust kein Essfrust wird, müssen aber noch einige andere Dinge stimmen.

Ob Essen zum Genuss wird hängt ganz wesentlich vom Ambiente ab, von der Stimmung, von den Menschen, von der Tischdekoration, vom Geschirr, vom Besteck und der Musik, die die Mahlzeit begleitet. Das belegte Brötchen, das »aus dem Papier« im Gehen auf der Straße verschlungen wird, hat nichts mit »Essen« zu tun. Denn Essen ist eben viel mehr als nur Nahrungsaufnahme.

Essen soll ein Genusserlebnis sein. »Das Auge isst mit«, sagt der Volksmund. Und tatsächlich, wer sich bereits mit den Augen satt essen kann, braucht weniger Magenfüllung.

Aber auch das richtige Augenmaß beim Essen ist wichtig. Zwischen einem Gourmet und einem Gourmand liegen Welten. Der Gourmet genießt sein Essen als Steigerung seiner Lebensqualität. Der Gourmand ist auf überladene Teller erpicht und leidet anschließend unter Völlegefühl. Wer noch immer nach der Menge schaut, der hat nach 50 Jahren noch nicht mitbekommen, dass nicht Quantität, sondern Qualität den Essgenuss bestimmt.

Es ist schon paradox: Als es Lebensmittelkarten gab, und die karge Quantität das Essen bestimmte, da wurden kaum Fett-, aber riesige Mengen an Kohlenhydratkalorien konsumiert. Im Jahr 1946 stammten 70 Prozent der Kalorien, die die Deutschen aßen, aus Kohlenhydraten.

Heute müssen wir uns nicht mehr nur ernähren, sondern wir dürfen essen. Wir müssen aber lernen, mehr Interesse aufs Ambiente und auf die Qualität zu richten. Doch die »schlechten Zeiten« haben Spuren hinterlassen, denn noch so mancher erzählt nach dem Restaurantbesuch erfreut, dass er »die Portionen nicht aufessen konnte«. Er sollte aber lieber erzählen, *was* und *wie* er sein Essen genießen konnte. Mit nur etwa zehn Prozent, die vom Einkommen für Lebensmittel ausgegeben werden, sind wir wahrlich in der Lage, genussvoll zu essen. Aber Essgenuss bedeutet lange schon nicht mehr »Sattwerden«.

Tauschen statt verzichten

Vor wenigen Jahren habe ich von einem großen Institut die Deutschen repräsentativ befragen lassen: »Nennen Sie bitte gesunde Lebensmittel!« Was würden Sie auf diese Frage antworten? Natürlich: Gemüse. Dann fällt Ihnen sicher auch noch Obst ein. So taten es 80 Prozent der Befragten. Die Hälfte von ihnen nannte dann schließlich noch »Milch« und »Milchprodukte«. Das sind also in den Augen deutscher Verbraucher die »gesunden Lebensmittel«.
»Nennen Sie bitte ungesunde Lebensmittel!« Auf diese zweite Frage sprudelten die Antworten nur so. Es wurden so ziemlich alle Lebensmittel genannt, die ein gut sortierter Supermarkt anzubieten hat: Fleisch, Wurst, Butter, Alkohol, Süßigkeiten usw. Offenbar fällt es Verbrauchern nicht schwer Produkte nach »gesund« oder »ungesund« einzuteilen.
Ist aber außer Obst, Gemüse und Milchprodukten wirklich alles ungesund, was die Supermärkte heutzutage in ihren Regalen anbieten? Oder wurde nicht doch die Ernährungsaufklärung falsch verstanden?

Gesunde Lebensmittel, gibt es die?

Schon sprachlich gibt es bei der Kategorisierung der Lebensmittel ein Probleme, denn Lebensmittel können eigentlich nicht »gesund« sein. Dieses Eigenschaftswort macht nur für Lebewesen Sinn, die nämlich können wirklich gesund sein. Und mit dem Begriff »ungesund« wird es auch im übertragenen Sinne schwierig, denn Lebensmittel, die die Gesundheit beeinträchtigen, dürfen nach dem strengen deutschen Lebensmittelgesetz nicht in Verkehr gebracht werden. Ist die Einteilung der Lebensmittel in »gesunde« und »ungesunde« also purer Unsinn?
Eigentlich schon. Weder eine Schweinshaxe noch eine Schwarzwälder Kirschtorte sind »ungesund«, wenn man sie gelegentlich verzehrt. Aber selbst ein »gesunder« Apfel oder der »gesunde« Spinat sind nicht wirklich gesundheitsförderlich, wenn man täglich Unmengen davon verspeist. Ob ein Lebensmittel eher gesundheitsförderlich oder gesundheitsriskant ist, hängt erstens davon ab, *wieviel* man davon verspeist.

Zweitens kommt hinzu, in welcher *Kombination* mit anderen Lebensmitteln ein bestimmtes Produkt konsumiert wird. So lässt sich – speziell auf ein Lebensmittel bezogen – sinnvoller Weise überhaupt nicht von »gesund« oder »ungesund« sprechen. Doch die in der Bevölkerung weit verbreitete Einteilung in »gesund« oder »ungesund« hat erhebliche Auswirkungen auf das eigene Essverhalten. Wer nur Obst, Gemüse oder Milch für »gesund« hält, wird sich bei jeder Mahlzeit, die nicht ausschließlich aus diesen Lebensmitteln besteht, bescheinigen, wie »ungesund« er isst. Auf dem Teller finden sich nämlich viele andere Produkte, die als eher »ungesund« gelten. Von Obst, Gemüse und Milch allein lebt sich nicht gut, geschweige denn gesund.

Menge und Kombination zählen

Wer in den Kategorien »gesund« und »ungesund« denkt, wird leicht dazu verleitet, auf »ungesunde« Lebensmittel und Speisen zu verzichten. Dadurch wird die rigide Verhaltenskontrolle gefördert: »Ab morgen esse ich nie mehr ...« Und welche Auswirkungen diese rigiden Vorsätze haben, wurde schon ausführlich besprochen. Sie halten genauso lange, bis der Gedanke »Jetzt ist es auch egal« alle Vorsätze zusammenbrechen lässt. Ob »gesund« oder »ungesund«, legen Sie diese Begriffe endgültig zu den Akten, denn sie treffen auf Lebensmittel und Speisen nicht zu.

Der Gesundheitswert einer Speise richtet sich nach Menge und Kombination der Produkte!

Das ist auch der Grund, warum ich Ihnen anfangs schon eindringlich empfohlen habe:

Es ist verboten, sich ein bestimmtes Nahrungsmittel zu verbieten!

Jeder gut sortierte Supermarkt eröffnet uns Verbrauchern eine Chance, die unsere Vorfahren nie erlebt haben. Wir können unter vielfältigen Produktvarianten auswählen, um weniger Fett zu essen, aber auf das Produkt nicht verzichten zu müssen. Die konkrete Chance heißt: Tauschen, nicht verzichten!

Der Kopf schmeckt mit

In nahezu allen Segmenten des Lebensmittelangebotes sind Produktvarianten mit weniger Fett oder weniger Alkohol verfügbar. Und die Kreativität der Lebensmitteltechnologen und Küchenmeister hat Rezepturen und Herstellungsverfahren entstehen lassen, die uns höchsten Essgenuss bescheren. Auch wenn Sie es mir nicht glauben, aber beim »Light-Bier« beispielsweise ist kaum ein Verbraucher in der Lage, dieses in einem Blindversuch herauszuschmecken. Ich selbst musste mich zu dieser Erkenntnis durchringen, nachdem es mir nicht geglückt war, in einem sensorischen Experiment mein »Lieblingsbier« zu erschmecken. Im Gegenteil: Die Sorte, die ich für ein schlecht schmeckendes, alkoholfreies Bier hielt, entpuppte sich als die alkoholhaltige Marke, die ich jahrzehntelang bevorzugt habe.

Viele Experimente zur Geschmacksbewertung haben mir eindrucksvoll gezeigt, wie sehr der Kopf an der sensorischen Einstufung von Produkten beteiligt ist. Es hat sich herausgestellt, wie schwierig es im Blindversuch ist, »auf den richtigen Geschmack« zu kommen. Auch beim Fett, das allgemein als das »große Geschmackswunder« gilt, trifft diese Feststellung zu. Wenn Sie seit Jahren gewohnt sind, Sahnejoghurt zu essen, und dann einen fettreduzierten Joghurt vorgesetzt bekommen, dann entwickelt sich in Ihrem Kopf bereits die Einstellung »Der kann nicht schmecken!« Und da der Kopf über den Geschmack tatsächlich mitbestimmt, wird Ihnen dieser fettreduzierte Joghurt nicht schmecken. In einem Blindtest allerdings würden Sie höchstwahrscheinlich kaum einen Geschmacksunterschied entdecken, weil Ihr Kopf Ihnen den Geschmack dann nicht verderben kann.

Durch Butter oder Margarine wird ein Wurstbrot erst richtig zum Genuss. Obschon viele davon überzeugt sind, ist diese Behauptung dennoch sehr fragwürdig. Denn die Wurst selbst bringt bereits so viel Fett aufs Brot, dass die geschmacksverstärkende Wirkung des Streichfettes kaum mehr zur Geltung kommt. Aber, wie gesagt, das Auge und der Kopf, beide schmecken mit. Wenn Sie wissen, dass Streichfett unter der Wurst liegt, schmeckt es Ihnen vermeintlich besser. In Wirklichkeit erfüllt das Streichfett unter Schnittkäse und Wurst eine ganz andere Funktion: Es ist vor allem der Klebstoff, damit der Belag nicht von der Schnitte rutscht.

Blindverkostung im Selbstversuch

Testen Sie einmal Ihren spezifischen Geschmackssinn für Fett. Das eigene Erlebnis wirkt nämlich wesentlich stärker und überzeugt nachhaltiger als die Beschreibung des Sachverhalts in diesem Buch. Um einen echten Blindtest zu erleben, brauchen Sie allerdings einen »Versuchsleiter«, denn Sie dürfen ja selbst nicht wissen, was Sie gerade essen.

Planen Sie den Selbstversuch mit Bekannten oder Freunden. Eine solche Veranstaltung kann ein sehr netter Abend werden, weil Sie wahrlich viele Überraschungen erleben. Für den Versuch benötigen Sie: Vollkorntoast, »normalfette« Leberwurst und Salami, Schnittkäse mit etwa 40 Prozent Fett i. Tr., Doppelrahmfrischkäse, Cremequark (fast fettfreier Streichquark) und Streichfett (normale Butter oder Margarine).

Und so wird's gemacht: Pro Testperson benötigen Sie vier Scheiben Vollkorntoast (nicht toasten!). Streichen Sie zunächst auf je eine Scheibe

1. einen gehäuften Teelöffel Cremequark (= dünn)
2. zwei gehäufte Teelöffel Cremequark (= dick)
3. einen gestrichenen Teelöffel Streichfett
4. die vierte Scheibe bleibt zunächst ohne Belag

Schneiden Sie dann jede Scheibe in vier gleich große Stücke. Pro Testperson ergibt das 16 Quadrate. Belegen Sie dann jeweils vier verschiedene Brotviertel mit Leberwurst (ein gestrichener Teelöffel), Salami, Schnittkäse und Frischkäse (ein gestrichener Teelöffel).

Sortieren Sie jetzt die 16 Proben in der Reihenfolge, die in der Tabelle angegeben ist. Es soll ja wissenschaftlich zugehen, darum müssen die Proben in einer mehr zufälligen Reihenfolge verkostet werden. Also, die »Startaufstellung« beginnt mit Probe 1 (Cremequark dünn und Leberwurst), gefolgt von Probe 2 (Streichfett mit Salami), dann Probe 3 (Cremequark dick mit Schnittkäse) usw. bis zur Probe 16 (Streichfett und Frischkäse). Sortieren Sie jetzt die 16 Proben in der Reihenfolge, die in der Tabelle angegeben ist. Es soll ja wissenschaftlich zugehen, darum müssen die Proben in einer mehr zufälligen Reihenfolge verkostet werden. Also, die »Startaufstellung« beginnt mit Probe 1 (Cremequark dünn und Leberwurst), gefolgt von Probe 2 (Streichfett mit Salami), dann Probe 3 (Cremequark dick mit Schnittkäse) usw. bis zur Probe 16 (Streichfett und Frischkäse).

»Oberbelag« / »Unterbelag«	Leberwurst	Salami	Schnittkäse	Frischkäse	Treffer
Cremequark dick richtig (K)	Probe 5 ( )	Probe 10 ( )	Probe 3 ( )	Probe 8 ( )	☐ x (K)
Cremequark dünn richtig (K)	Probe 1 ( )	Probe 6 ( )	Probe 15 ( )	Probe 12 ( )	☐ x (K)
Streichfett (Butter oder Margarine) richtig (S)	Probe 9 ( )	Probe 2 ( )	Probe 7 ( )	Probe 16 ( )	☐ x (K)
nichts richtig (K)	Probe 13 ( )	Probe 14 ( )	Probe 11 ( )	Probe 4 ( )	☐ x (K)
				Gesamttreffer:	

Jetzt kann es mit der Praxis losgehen. Der Testperson werden zunächst die Augen verbunden – denn schummeln gilt nicht. Dann werden ihr die Proben in der angegebenen Reihenfolge in die Hand gegeben. Sie beißt eine Hälfte ab, kaut, schmeckt und muss sich entscheiden: Was ist auf dem Brot? Butter oder Margarine (S) oder kein Streichfett (K).

In der Tabelle können Sie die Urteile (S) oder (K) notieren. Das Ergebnis lässt sofort erkennen, wie viele Treffer die Testperson gelandet hat. Ich habe diesen Test wiederholt durchgeführt. 16 Treffer hat in den vielen Jahren, die ich nun damit arbeite, noch nie jemand erzielt. Einen wirklich feinen Geschmackssinn hat, wer viermal das Streichfett geschmeckt, aber gleichzeitig nicht mehr als zweimal bei Cremequark oder »nichts« auf Streichfett (S) getippt hat (das sind insgesamt zehn Treffer). Jedes andere Ergebnis beweist klarer als jede theoretische Überlegung: auf Streichfett kann ohne Geschmackseinbuße verzichtet werden, wenn ein anderer »Klebstoff« wie Cremequark verwendet wird.

Wir schmecken, was wir wissen

Was unseren reinen Geschmacks- und Geruchssinn angeht, sind wir im Grunde viel weniger treffsicher, als wir glauben. Wer den Test mitgemacht hat, wird um diese Erfahrung reicher sein. Im normalen Leben unternehmen wir aber keine Blindversuche, denn wir wissen immer, was wir essen. Wenn wir einen Teller mit frischen Früchten vor uns stehen haben, signalisiert uns das Auge den entsprechenden Geschmack. Das ist eine ganz wichtige Beeinflussung unserer Geschmackswahrnehmung, ohne dass wir bemerken, wie stark eigentlich der »Kopf« mitschmeckt. Sensorische Prüfungen (so nennen Experten solche Geschmackstests) beweisen immer wieder, wie unsicher Menschen im Blindversuch unterscheiden können. Jeder Zigarettenraucher schwört darauf, dass er seine Marke unter Tausenden herausschmecken würde. Sobald der Markenaufdruck abgeklebt ist, kann er den Geschmack mit großer Sicherheit aber nicht mehr herausfinden.

Doch im Supermarkt klebt das Etikett auf dem Bier, der Zigarettenautomat wirft auch keine Blankoschachtel aus und auf dem Camembert muss – sogar gesetzlich vorgeschrieben – der Fettgehalt angegeben sein. Wir wissen also immer, was wir essen, und weil wir das wissen, wissen wir auch, wie es schmeckt. Ein Großteil des Geschmackserlebnisses entwickelt sich also nicht auf der Zunge, sondern entsteht im Gehirn. Das ist typisch menschlich! Dem Zwergpudel mundet seine Dosennahrung zum Discountpreis genauso wie die exklusive Hundenahrung in goldgeprägter Verpackung zum dreifachen Preis. Menschen aber genießen den teueren russischen Kaviar wegen ihres Gehirns deutlich intensiver als billigeren Forellenkaviar, der in jedem Kühlregal liegt. Es war schon immer etwas teurer, einen »guten« Geschmack zu haben.

Tipps zum Tausch statt Verzicht

In der nachfolgenden Tabelle gebe ich Ihnen ein paar Tipps, wie Fett gespart werden kann. Natürlich ohne Verzicht, sondern durch Tauschen. Wenn Ihnen das »getauschte Lebensmittel« nicht auf Anhieb gut schmeckt, dann wissen Sie jetzt den Grund dafür. Ihr Kopf schmeckt mit. Doch nach ein paar Trainingstagen wird sich Ihre Geschmacksbewertung anpassen, denn der Einfluss des Kopfes lässt nach. Sie werden erstaunt sein, wie schnell Sie sich umstellen.

Wählen Sie:	Anstatt:
Russischbrot (ABC-Kekse), Butterkekse	fetthaltige Kekse, Kuchen
Magermilchjoghurt	Vollmilchjoghurt
Magerquark (mit Mineralwasser)	Sahnequark
Joghurt-Salatdressings	normale Salatdressings
Cornflakes	Knusper-/Schokomüsli
Weingummi, Gummibärchen, Lakritze	Schokolade, Pralinen, Sahnebonbons
Halbfettbutter	normale Butter
Halbfettmargarine	normale Margarine
Senf, Ketchup, fettreduzierte Mayonnaise	normale Mayonnaise
Salzstangen	Kartoffelchips
fettarme Pommes frites für den Backofen	frittierte Pommes frites
geröstete Sojakerne	geröstete Erdnüsse
fettreduzierte Streichwurst	normale Streichwurst
fettreduzierte Salami, Geflügelsalami	normale Salami
fettreduzierte Würstchen	normale Würstchen
Corned Beef	Frühstücksfleisch
Thunfisch in Wasser	Thunfisch in Öl
gekochten Fisch	fritierten, gebackenen Fisch
Geflügelwurst	normale Wurstsorten
Geflügel in Aspik	normale Wurstsorten
Brötchen, Vollkornbrötchen	Croissants, Blätterteig
Milchbrötchen	Butterwecken
Vollkornbrot	Nuss-/Sonnenblumenbrot

Salzkartoffeln	Kroketten, Pommes frites
Kuchen aus Hefeteig oder Biskuit	Kuchen aus Blätterteig, Mürbe- oder Rührteig
Saure Sahne (10 Prozent Fett)	Crème fraîche, Schmand (24 Prozent bis 40 Prozent Fett)
Cremequark (0,2 Prozent Fett), Magerquark	Sahnequark, Schmand
Harzer Käse, Edamer, Tilsiter, Gouda und andere Leicht-Käse (weniger als 30 Prozent Fett i. Tr.)	normale Schnittkäse
Schmelzkäse (unter 20 Prozent fett i. Tr.)	normaler Schmelzkäse
Frischkäse Halbfettstufe	Frischkäse Doppelrahmstufe
Schmand, Cremequark	Butter, Margarine
Senf, Ketchup, Magerquark, körniger Frischkäse	Butter, Margarine
Fruchteis	Eiscreme
Sorbets	Mousse oder Parfaits
Fruchtjoghurts (1,5 Prozent oder 0,3 Prozent Fett)	normale Fruchtjoghurts
Milchreis aus fettarmer Milch (1,5 Prozent oder 0,3 Prozent Fett)	Milchreis aus Vollmilch

Noch ein paar zusätzliche Tipps

Eiklar oder Eiersatz gibt es in Drogerien und Reformhäusern. Damit lassen sich Omelettes oder Spiegeleier zubereiten – und Fett sparen. Auch beim Backen und Panieren von Fisch oder Fleisch sind diese Produkte empfehlenswert.

Grillen oder Foliengaren sind fettsparend. Ein Grillhähnchen hat drei Gramm Fett, eine Folienkartoffel nur 0,2 Gramm Fett. Ein frittiertes Hähnchen dagegen bringt 30 Gramm Fett, eine frittierte Kartoffel zwölf Gramm Fett mit sich.

Buttermilch und Kefir mit 1,5 Prozent Fett sind schmackhafte Varianten zur Vollmilch. Kondensmilch mit vier Prozent Fett ist ein idealer Ersatz für Kaffeesahne. Puddings schmecken gut, wenn sie mit fettarmer Milch (1,5 Prozent Fett) gekocht werden. Sichtbares Fett an Fleisch kann abgeschnitten werden. Vor allem in der Haut von Geflügel sitzt viel Fett. Streichwurst ist oft selbst in der Light-Version noch sehr fetthaltig. Daher auf keinen Fall noch Streichfett unter die »Fettwurst«.
Wie viel Fett Sie täglich bequem einsparen können, wenn Sie die Austauschlebensmittel wählen, hängt sehr vom individuellen Essstil ab. Unsere Untersuchungen haben gezeigt, dass manche Versuchspersonen nur 20, andere aber sogar 120 Gramm Fett pro Tag einsparen konnten, wenn sie fettreduzierte oder fettärmere Varianten wählten.
Und noch ein Tipp: Knausern Sie nicht mit Fett, wo null Fett Sie um den Geschmack bringt.

Fett ist nicht das Problem! Zu viel Fett ist das Problem!

Frischer Spargel, aber auch Pellkartoffeln brauchen einfach ein bisschen Butter zur Abrundung des Geschmacks. Auch das frische Brötchen mit Konfitüre schmeckt deutlich besser, wenn das Streichfett den Geschmack verstärkt. Mit 60 Gramm Fett am Tag gibt es ausreichend Möglichkeiten, den Geschmacksverbesserer Fett zu nutzen – vor allem, wenn die Speise selbst fettfrei ist.

Stress ist oft hausgemacht

»Jeder ist seines Glückes Schmied«, sagt der Volksmund. Das ist ziemlich richtig, denn das Gegenteil von Glück sind Ärger, Stress und Resignation. Und diese unangenehmen Gefühle erzeugen sich Menschen häufig selbst – ohne es zu wissen. Da das Essverhalten sehr häufig durch Stress beeinflusst wird, hat eine wirkungsvolle Stressbewältigung auch viel mit erfolgreichem Abnehmen zu tun. Wer keinen Kummer erlebt, wird kaum Kummerspeck ansetzen.

Doch was ist Stress überhaupt? Machen Sie zur Einführung einen kurzen Stresstest. Kreuzen Sie bei den folgenden 13 Aussagen einfach an, ob diese für Sie zutreffen oder nicht zutreffen.

	trifft zu	**trifft nicht zu**
1. »Ich erlebe fast täglich eine Situation, in der nicht weiß wie ich reagieren soll.«	☐	☐
2. »Ich denke oft an Dinge, die mir richtig Angst machen.«	☐	☐
3. »Ich versuche meistens das zu machen, was von mir erwartet wird.«	☐	☐
4. »Oft weiß ich nicht, wie ich meine Aufgaben überhaupt schaffen soll.«	☐	☐
5. »Mein Umfeld verlangt von mir ein schnelleres Tempo als ich es gewohnt bin.«	☐	☐
6. »Häufig leide ich unter Langeweile und finde nichts, was mich interessiert.«	☐	☐
7. »Oft sind es Kleinigkeiten, die mich ›in Rage‹ bringen.«	☐	☐
8. »Die Dummheit anderer Menschen ärgert mich maßlos.«	☐	☐

	trifft zu	trifft nicht zu
9. »Ich fühle mich häufig unter Druck gesetzt, weil andere von mir etwas verlangen, was ich selbst eigentlich nicht will.«	☐	☐
10. »Ich habe kaum mehr Zeit für mich.«	☐	☐
11. »Der Egoismus anderer Menschen hat mich schon oft tief enttäuscht.«	☐	☐
12. »Oft zweifle ich daran, ob ich das leisten kann, was von mir verlangt wird.«	☐	☐
13. »Viel zu häufig weiß ich nichts mit mir anzufangen.«	☐	☐

Je mehr Kreuze Sie in der Spalte »trifft zu« sehen, um so stärker ist der Stress, unter dem Sie leiden. Wenn Sie dort mehr als neun Kreuze gemacht haben, dann empfehle ich Ihnen, an einem Stressbewältigungseminar teilzunehmen, wie sie von Volkshochschulen, Krankenkassen oder Psychologen angeboten werden.
Über jedes Kreuz, das Sie bei »trifft nicht zu« eingetragen haben, können Sie froh sein. Dennoch ist jedes Kreuz, das in der Spalte »trifft zu« steht, ein Kreuz zu viel. Nutzen Sie die kommende Woche, um darüber nachzudenken, wie Sie Ihren Stress besser bewältigen können. Dazu werde ich Ihnen ein paar Tipps geben.

Stress ist nicht gleich Stress

Wir unterscheiden zunächst zwischen überaktivierenden und unteraktivierenden Stress. Beide Stressarten können gleichermaßen stark belasten. Beim überaktivierenden Stress weiß man nicht, wo man zuerst anfangen soll. Zeitdruck und Überlastung sind die häufigsten Gründe für diese Art von Stress. Man ist zu stark gefordert (Testaussage 4, 5 und 10). Unteraktivierender Stress baut sich auf, wenn man »blockiert« ist (Testaussage 6 und 13).

Eine weitere Form von Stress taucht vor allem dann auf, wenn man z. B. nicht weiß, wie man eine Aufgabe lösen kann. Man fühlt sich überfordert, zweifelt an seinen Fähigkeiten und traut sich bald selbst nichts mehr zu (Testaussage 1 und 12). Mancher Stress wird nur im eigenen Kopf ausgelöst. Erst durch die eigene (meist negative) Bewertung verursacht ein Sachverhalt Stress (Testaussage 2, 7, 8 und 11). Wieder eine andere Form von Stress entsteht dadurch, dass man nicht »nein« sagen kann (Testaussage 3 und 9).
Haben Sie schon festgestellt, welche Stressarten bei Ihnen vorherschen?

Was tun gegen Stress?

Es ist wichtig zu wissen, dass es Stress objektiv eigentlich gar nicht gibt. Ein Ereignis wird erst durch die *subjektive* Bewertung zum Stress. Eine Telefonistin geht z. B. völlig stressfrei mit drei ständig klingelnden Telefonen um, während ein anderer Mensch bereits bei zwei Folgeanrufen unter Stress gerät.
Spielen Sie in Gedanken einmal mit: Sie fahren – schon etwas genervt – auf der Suche nach einem Parkplatz zum dritten Mal um den Block. Plötzlich entdecken Sie eine Lücke. Sie atmen auf und wollen gerade das Lenkrad einschlagen, da fährt ein anderer Autofahrer in »Ihre« Parklücke. Sie werden wütend, ärgerlich und aggressiv – Sie geraten unter Stress. Was ist eigentlich geschehen? Wer löst hier den Stress aus?
Um es kurz zu machen, der Stress ist in Ihrem Kopf ausgelöst worden. Es ist nicht der andere Autofahrer, der Sie stresst. Möglicherweise hat er nicht einmal bemerkt, dass er Ihnen den Parkplatz »gestohlen« hat. Sie selbst sind es, der sich stresst! »Ich rege mich auf«, sagen wir, wenn so etwas passiert. Das beschreibt haargenau den Vorgang. Wir geben unserem Gehirn den Befehl »Aufregen!«. Der Blutdruck steigt, und der Stress ist perfekt. Dieser Stress ist hausgemacht! Wir regen uns auf, weil wir subjektiv eine Situation negativ bewerten. Ein Tipp für solche oder ähnliche Situationen: Fragen Sie sich, warum Sie gerade dabei sind, Ihrem Gehirn den Befehl »Aufregen!« zu geben. Das erleichtert Ihnen, die Situation anders zu bewerten, und der Stress bleibt aus. Das klappt vielleicht beim ersten Mal nicht so richtig, aber wenn Sie etwas trainieren, können Sie damit stressfreier leben.

»Was die anderen denken«

Eine sprudelnde Stressquelle ist die ängstliche Vorstellung, was »die anderen wohl von mir erwarten«. Diese Vorstellung erzeugt Druck und kann zum Stress werden. Wenn Mütter schon ihren Kindern beibringen, »So kannst du nicht auf die Straße, was werden die Nachbarn denken!«, dann kann sich diese Vorstellung an mögliche Reaktionen der anderen verfestigen. Erinnern Sie sich an den Satz:

Ich bin nicht auf der Welt, um so zu sein, wie andere mich haben wollen.

Meinungsverschiedenheiten, Konflikte und Streit sind keine Katastrophen, sie gehören zum Leben. Entscheidend ist nur, wie sie ausgetragen werden. Egoisten handeln zum Nachteil anderer. Selbstverantwortliches Handeln hingegen versucht, die eigenen Bedürfnisse im Leben zu realisieren, ohne andere in ihren Rechten zu beschneiden. Dazu hat jeder die Verpflichtung sich selbst gegenüber. Wenn Sie das auch so sehen, dann werden Sie es beispielsweise leichter ertragen können, wenn Ihr Partner aus seiner Sicht Kritik an Ihnen übt. Das wird dann nicht zum Stress, sondern zum partnerschaftlichen Gespräch über die Motive Ihres Handelns.

Das Selbstwertgefühl

»Ich traue mich nicht«, »Nein, das geht nicht«, »Was dann wohl passiert?«, sind Gedanken, die Stress auslösen. Würde man sich aber trauen zu handeln, könnte man feststellen, dass die unliebsamen Folgen, die man befürchtet, meist gar nicht eintreffen. Ich möchte Ihnen zwei Trainingsaufgaben vorstellen, die Sie erleben lassen, was wirklich passiert, wenn Sie sich »trauen«. Das macht Mut, baut Stress ab und erhöht den Wert des eigenen Ichs.

Aufgabe 1: »Darf es etwas mehr sein?«

Trainingsort dieser Aufgabe ist die Käse- oder Fleischtheke. Sie werden als selbstbewusster Kunde darauf bestehen, dass Sie die von Ihnen gewünschte Menge erhalten. Sie lassen zehn Prozent Abweichung gelten, aber nicht mehr. Wenn Sie ein Viertelpfund fettarme Leberwurst bestellen, dann möchten Sie 125 Gramm haben. Liegen nun 160 Gramm auf der Waage und die Verkäuferin stellt die berühmte Frage »Darf es auch etwas mehr sein?«, dann sagen Sie ganz einfach: »Nein«. Sind Sie übrigens schon einmal gefragt worden, ob es auch etwas weniger sein darf? Da scheint also »System dahinter zu stecken«. Sie haben daher das Recht, »nein« zu sagen!

Aufgabe 2: »Die gefallen mir alle nicht«

Trainingsort für diese Aufgabe ist das Schuhgeschäft. Sie lassen sich 5, 10 oder gar 15 Paar Schuhe zeigen (Ihr Mut bestimmt die Menge!). Egal, wie gut die Schuhe passen und wie eindringlich die Verkäuferin Ihnen zuredet, Sie sagen: »Die gefallen mir alle nicht«, und kaufen nichts. Wenn Sie diese Aufgabe in der schwersten Stufe mit 15 Paar Schuhen vollbringen (ohne Herzklopfen, ohne Stress), dann haben Sie wirklich gelernt, Ihre Bedürfnisse durchzusetzen.

Jeder ist seines Glückes Schmied

So, wie wir uns den Stress oft selbst schaffen, können wir auch selbst für das eigene Glück sorgen. Denn auch das Glücksempfinden hängt ganz entscheidend davon ab, ob wir selbst ein Ereignis als »unser Glück« beurteilen. Psychologisch gesehen ist dabei ausschlaggebend, dass wir es als eigene Leistung erleben. Als etwas, das wir selbst geschaffen haben. Menschen, die auf sich selbst stolz sind, sind zumeist auch glückliche Menschen. Schauen wir uns die Bedingungen fürs Glücklichwerden einmal genauer an:

Frau Meyer hat nach einer Diät wieder zugenommen. Sie ist verzweifelt, weil es ihr nicht gelingt, ihr Essverhalten zu steuern und umzustellen. Ihr Unvermögen, ihr Versagen deprimiert Frau Meyer – und verführt sie dazu, sich mit Süßigkeiten zu trösten.

Frau Schmidt hat nach einer Diät wieder zugenommen. Sie überlegt sich, warum die Diät nicht funktioniert hat. Sie kommt zu dem Schluss, dass sie nie richtig satt geworden ist und sie die Diät deshalb abgebrochen hat. »Ich werde es schaffen«, sagt sie sich, »aber mit solchen Hungerkuren kann es einfach nicht gelingen.«

Beide Frauen haben eine vergleichbare Situation erlebt. Doch sie bewerten das Ergebnis völlig unterschiedlich. Frau Meyer gibt sich selbst die Schuld am Misserfolg. Frau Schmidt erkennt die Diät als Grund für das Scheitern. Natürlich fühlen sich beide Frauen im Anschluss höchst unterschiedlich. Ganz abgesehen davon, welche Sichtweise »objektiv richtig« ist, entscheidend fürs subjektive Wohlgefühl ist die persönliche Bewertung.

Was ist Glück?

Mit dem Glück ist das so eine Sache. Hat Kate Moss Glück, die mit ihrem BMI von 14 die Laufstege und Titelseiten der Modebranche füllt? Oder hat Marianne Sägebrecht Glück, die mit ihrer rubens'schen Erscheinung als eine der großen deutschen Schauspielerinnen gilt? Haben Sie Pech, wenn Sie grundsätzlich vor der Supermarktkasse in der langsamsten Schlange stehen? Oder beim Stau auf der Autobahn immer auf der Spur landen, auf der man nicht richtig weiter kommt?

Vom Lottogewinn einmal abgesehen, denn der ist purer Zufall, hängen Glück oder Pech, Erfolg oder Misserfolg zu einem ganz wesentlichen Teil davon ab, wie der Mensch sein Leben bewertet. Auch Sie kennen sie, die »hemmungslosen Optimisten«, die noch lachen, wenn ihnen das Wasser schon bis zum Hals steht. Aber da gibt es auch die geborenen Pessimisten, die einen Lotteriegewinn nicht annehmen, weil sie fest daran glauben, dass das ein Irrtum sein muss.

Optimisten werden nicht geboren

Psychologen sind der Frage nachgegangen, ob man wirklich als Optimist oder Pessimist geboren wird. Nein, so sagen sie, welche Lebenseinstellung ein Mensch hat, das hängt zu einem großen Teil, neben der Erziehung, von uns selber ab. Eine spannende These. Lassen Sie uns darüber ein wenig nachdenken, damit Sie sich Ihre Erfolge in Zukunft »selbst machen« können.

Motive sind die Triebfedern menschlichen Verhaltens. Zwei Beweggründe beherrschen alle Menschen. Der eine heißt »Furcht vor Misserfolg«, der andere »Hoffnung auf Erfolg«. Klar, jeder möchte Misserfolge vermeiden und Erfolg haben. Da können Sie sich sicher sofort anschließen. Doch der feine psychologische Unterschied besteht darin, dass diese beiden Motive unterschiedlich stark ausgeprägt sind. Und das macht dieses Thema so spannend.

Beispiel 1: Frau Krämer

Frau Krämer hat fürchterliche Angst vor Misserfolgen. Natürlich würde sie sich über einen Erfolg auch freuen, doch viel mehr treibt sie panische Angst an, keinen Misserfolg zu erleben. Ständig putzt sie ihre Wohnung, räumt perfekt auf und schaut dreimal in den Spiegel, bevor sie das Haus verlässt. »Es könnte Besuch kommen. Und was sollen die Leute von mir denken, wenn ich unordentlich gekleidet herumlaufe.« Gerne würde sie in einen Gymnastikkurs gehen, doch »so, wie ich aussehe, kann ich mich dort nicht sehen lassen«. Bevor Besuch zum Essen kommt, hat Frau Krämer das Rezept dreimal ausprobiert, denn »ich will mich doch nicht blamieren«.

Ein bisschen übertrieben? Nein, solche Gedanken macht sich fast jeder. Die Frage ist nur, wie häufig die Vermeidung von Misserfolgen unser Verhalten bestimmt. Am Beispiel von Frau Krämer wird auch klar, dass für sie eine Welt zusammenbrechen würde, wenn ihre Freundin unangemeldet zu Besuch käme und der Esstisch wäre noch nicht abgeräumt.

Beispiel 2: Frau Schulze

Frau Schulze kommt gerade vom Optiker und hat sich eine neue Brille gekauft. Schrill rot, völlig ungewohnt, da sie bisher nur dezente Brillengestelle trug. »Sie sehen ja total verändert aus«, begrüßt sie ihre Nachbarin. »Klar, das macht die neue Brille. Ich bin ganz begeistert«, ruft Frau Schulze zurück und ist stolz darauf, dass ihr neues Aussehen sofort gewürdigt wurde. Sie liebt auch freche Kleider, und wenn sie mal im Kaufrausch so völlig daneben gegriffen hat, denkt sie sich: »Dann ziehe ich das eben im Urlaub an.« Ihre Speckröllchen hat Frau Schulze im Fitnessstudio abtrainiert. »Sie hätten mal sehen sollen, wie die mageren Frauen geguckt haben, als ich meine Pfunde auf die Hantelbank gehievt habe«, lacht Frau Schulze, »aber irgendwie haben die mich schon bewundert.« Da ist sie sich ganz sicher.

Auf die Motive kommt es an

Unbestritten, Frau Schulze ist ein Naturtalent. Aber der Unterschied zwischen Krämer und Schulze liegt eigentlich nur in der »Programmierung«. Die »mageren Frauen« im Fitnessstudio hätten bei Frau Krämer genauso geschaut wie bei Frau Schulze. Und eine ungewohnte rote Brille würde Frau Krämer auch kaufen und tragen können. Was die beiden Frauen unterscheidet, sind ihre Motive. Krämer fürchtet Misserfolge, Schulze liebt Erfolge. Aber beides, die Angst vor Misserfolgen wie auch den Wunsch nach Erfolgen, kann man trainieren.

Das verbreitete Patentrezept für Misserfolgsdenker heißt: »Ich will es allen recht machen«. Das Rezept für Erfolgsdenker lautet: »Ich will es *mir* recht machen«. Die Erfolgsdenker haben es eigentlich viel einfacher, denn sie wissen selbst, was ihnen gefällt. Die Misserfolgsdenker bewegen sich im diffusen Raum möglicher Erwartungen, die die Umwelt an sie stellen könnte. Frau Krämer geht nicht zur Gymnastik, weil sie *annimmt,* dass die anderen komisch gucken könnten. Wissen aber tut sie es nicht! Frau Schulze hingegen weiß selbst sehr genau, dass sie das Fitnessstudio für ihr eigenes Wohlgefühl braucht.

Psychologisch betrachtet, ist das eine paradoxe Situation. Verzeihen Sie mir einen kleinen gedanklichen Salto, aber eigentlich sind die Misserfolgsdenker, die alles meiden, was kritisiert werden könnte, die eigentlichen Egoisten. Eine dumme Bemerkung der Nachbarin würde sie so tief treffen, dass sie aus reinem Selbstschutz heraus alles unternehmen, damit dieser schreckliche Fall nicht eintrifft. Die Erfolgsdenker dagegen riskieren einen Misserfolg, weil sie selbst viel sicherer sind und wissen, dass sie für sich etwas tun.

Der Spotlight-Effekt

Psychologen sprechen von dem Spotlight-Effekt, unter dem Misserfolgsdenker besonders leiden. Wir Menschen glauben, ständig – wie von einem Scheinwerfer angestrahlt – auf der Bühne des täglichen Lebens zu stehen. Und unsere Mitmenschen haben nichts anderes zu tun, als uns unter einer großen Lupe zu mustern und im Detail zu bewerten. Jede Unstimmigkeit, jede Peinlichkeit, jeder Fehler, jede Ungeschicklichkeit, alles wird bemerkt. In der Tat, wir Menschen nehmen uns sehr wichtig, wenn wir uns ständig unter dem Spotlight fühlen!

Doch die Realität ist ganz anders. Da jeder mit seinem eigenen Spotlight-Effekt beschäftigt ist, haben wir kaum Zeit und auch nicht die Lust, unsere Mitmenschen systematisch zu durchleuchten. Dafür haben wir mit uns selbst genug zu tun. Es gibt lustige Experimente, die dem Spotlight-Effekt auf die Schliche kommen. Da essen Gäste im Restaurant »besteckmäßig« verkehrt herum, Messer links und Gabel rechts. Das bemerkt kein Mensch. Sie spießen Kartoffelstückchen mit dem Messer auf. Keine Reaktion. Sie kleckern Sauce auf das Tischtuch. Auch ein vager Schluckauf wird nicht registriert. Da kommen Gäste mit Pantoffeln. Andere haben noch Fahrradklammern um den Hosenaufschlag. Wieder andere schreiben bei der Hotelanmeldung als Beruf »Mörder« und wieder andere tragen eine Armbanduhr, die sie aus Papier ausgeschnitten haben. Selbst nach intensiver Befragung konnte sich kaum einer an diese Auffälligkeiten erinnern. Was uns selbst der Spotlight-Effekt als Auffälligkeiten erleben lässt, sind für unsere Umwelt zumeist Unauffälligkeiten.

Hatten Sie schon einmal einen Flecken an der Kleidung. Peinlich! Doch hat es jemand bemerkt? Vor Jahren habe ich mir im Urlaub überlegt, ob mir ein Bart nicht gut stünde. »Aber so kann ich mich doch nicht sehen lassen«, dachte ich gleichzeitig. Schließlich rang ich mich durch und ließ den Bart stehen. Am ersten Arbeitstag in der Klinik ist meinen Kollegen nicht einmal aufgefallen, dass ich einen Bart hatte.

»Was werden wohl die anderen denken«, ist ein typisch deutscher Standard in der Erziehung. Er soll trainieren, sich konfliktfrei und unauffällig zu verhalten. »Was sollen die Nachbarn denken«, bekommen die Kids zu hören, wenn sie sich ein paar Haarsträhnen einfärben. »Um Gottes Willen, musst du so herumlaufen«, »Aber so kannst du doch nicht in die Schule gehen«, »Mit diesem Auto darfst du dich nicht bei deinen Kunden sehen lassen«, »Was soll die Verkäuferin denken, wenn ich jetzt die Schuhe nicht kaufe?«, »Was soll mein Mann denken, wenn ich jetzt Fettaugen spare?«.

Sie kennen sicher den traurigen Witz: Am Tag der Silberhochzeit bietet der Mann seiner Frau – wie immer in den letzten 25 Jahren – die obere Brötchenhälfte an, die er eigentlich viel lieber mag als die untere, sie aber aus Liebe immer seiner Frau gibt. »Darf ich heute zur Feier des Tages einmal die untere Hälfte essen?«, bittet seine Frau zögernd, »dir zuliebe habe ich 25 Jahre darauf verzichtet«.

Das Netz, in dem sich Misserfolgsdenker verfangen, dürfte jetzt klar sein. Ständig fühlen sie sich beobachtet, ohne dass jemand so genau hinschaut. In »vorauseilendem Gehorsam« wird jeder persönliche Wunsch und jeder tolle Gedanke fallen gelassen, weil es vielleicht den anderen nicht passt. Sozusagen ein Leben unter dem Diktat der vermeintlichen Meinung und Bewertung anderer Menschen. Das muss nicht so sein.

Ein Test zur Selbsterkenntnis

Misserfolgsdenker und Erfolgsdenker erleben nicht nur die Reaktionen im zwischenmenschlichen Kontakt, sondern auch andere Ereignisse unterschiedlich. Wenn Sie Lust haben, dann können Sie schnell diesen kurzen Test ausfüllen. Das Ergebnis soll Anreiz zum Nachdenken geben. Stellen Sie sich mit etwas Phantasie die folgenden Situationen einmal vor und überlegen Sie spontan, wie Sie reagieren würden.

Situation 1

In Eile nehmen Sie Ihren Mantel, greifen die Tasche und stürzen aus der Tür. Kaum fällt sie ins Schloss, bemerken Sie, dass Sie den Schlüssel auf dem Küchentisch haben liegen lassen. Ihr erster Gedanke ...

☐ »Dass das immer wieder mir passiert. Warum bin ich auch so vergesslich.«

☐ »Warum setze ich mich auch unter diesen Zeitdruck. Da muss so etwas einfach passieren.«

○ »Das ist einfach Pech, das ist mir noch nie passiert.«

○ »Die blöde Tür, warum fällt die so schnell zu. Da hat doch keiner eine Chance.«

Situation 2

Sie suchen einen Parkplatz. Plötzlich entdecken Sie eine Lücke, Sie bremsen und blinken nach links. Das entgegenkommende Auto müssen Sie noch vorbeilassen. Doch der Fahrer dieses Autos bremst ebenfalls und fährt vor Ihnen in »Ihre« Parklücke. Ihr erster Gedanke ...

☐ »So geht es mir halt immer. Ich komme immer zu spät.«

☐ »Das habe ich nicht gut gemacht. Aber die nächste Lücke gehört mir.«

○ »Der ist aber unverschämt. Ein bisschen mehr Rücksicht ...«

○ »Die Stadtverwaltung könnte wirklich mehr Parkplätze einrichten«

Situation 3

Sie erfahren von einer neuen Wunderdiät. Nach ein paar Tagen haben Sie vier Kilo damit abgenommen. Sie fahren anschließend in Urlaub mit Vollpension. Die vier Kilo sind schnell wieder zugenommen. Daheim ist Ihr erster Gedanke ...

○ »Diese Diät taugt nichts. Nur Scheinerfolge.«
□ »Das ist bei immer so. Ich halte eben nicht richtig durch.«
○ »Im Urlaub kann das auch nicht gehen.«
□ »Ich muss es noch mal probieren.«

Situation 4

Seit Tagen freuen Sie sich auf eine Einladung bei guten Freunden, die Sie lange nicht gesehen haben. Da klingelt das Telefon. Absage, weil einer der Gastgeber krank geworden ist. Ihr erster Gedanke ...

○ »Das ist schade. Aber so kann es kommen.«
□ »Ich hatte schon befürchtet, dass es so kommt.«
○ »Dann freue ich mich auf den nächsten Termin.«
□ »Es trifft immer nur mich. Ich hab mich doch so gefreut.«

Situation 5

Sie arbeiten in einem Team mit fünf Kollegen. Sie wissen, dass Sie die Arbeit am besten voranbringen. Dennoch lobt Ihr Chef Ihren Kollegen für den Erfolg des letzten Projektes, das Sie maßgeblich gestaltet haben. Ihr erster Gedanke ...

□ »Ungerecht. Das Lob gehört eigentlich mir.«
□ »Ich kann mich halt nicht so gut verkaufen.«
○ »Der Chef weiß auch nicht, was hier Sache ist.«
○ »Dem Kollegen sei es gegönnt.«

Situation 6

Sie haben ein tolles Essen zubereitet. Der Tisch ist schön gedeckt. Ihre Familie ist gut gelaunt und isst mit großem Vergnügen. Alle reden über das Bundesligaspiel, das eben im Fernsehen übertragen wurde. Kein Wort fällt über das Essen. Ihr erster Gedanke ...

○ »Ich freue mich, dass es denen so gut schmeckt.«
□ »Mir dankt ja nie einer. Alles ist ja so selbstverständlich.«
□ »Die reden ja nur vom Spiel. Mein Essen ist reine Nebensache.«
○ »Nächstes Mal mache ich mir keine so große Mühe.«

Situation 7

Sie suchen ein gebrauchtes Fahrrad. In der Zeitung finden Sie eine Anzeige, die genau das Rad anbietet, das Sie haben wollen. Als sie anrufen heißt es nur: »Schon verkauft!« Ihr erster Gedanke ...

○ »Okay, dann muss ich mich woanders umhören.«
□ »Hatte ich schon befürchtet. Ich komme immer zu spät.«
○ »Auch nicht so schlimm. Ich werde schon ein Rad finden.«
□ »Hätte ich die Zeitung heute doch früher gelesen.«

Situation 8

Sie buchen eine sehr preiswerte Reise nach Mallorca. Kurz vor dem Abflug erfahren Sie, dass man Sie in einem Luxushotel unterbringen wird, weil das von Ihnen gebuchte einfache Hotel überbelegt ist. Ihr erster Gedanke ...

□ »Aber das kann ich doch nicht annehmen.«
○ »So ein Glück, da freue ich mich aber.«
○ »Ich wusste schon, warum ich das Angebot ausgesucht habe.«
□ »Ob das wirklich besser ist, wird sich noch herausstellen.«

Situation 9:

Sie pflegen Ihren Garten mit viel Liebe. Alles gedeiht prachtvoll. Bekannte kommen zu Besuch und sind begeistert: »Einen so tollen Garten haben wir noch nicht gesehen.« Ihr erster Gedanke ...

○ »Ich bin auch richtig stolz auf meinen Garten.«
□ »Nun übertreibt nicht. Dieses Jahr hatte ich einfach Glück mit den Blumen.«
□ »Hier wächst einfach alles so gut.«
○ »Ich habe jetzt auch über 15 Jahre Erfahrung mit dem Garten. Das sieht man eben.«

Situation 10

Sie haben zum ersten Mal eine Fertigbackmischung für Pizzateig gekauft. Die Pizza gelingt auf Anhieb und schmeckt ausgezeichnet. Ihre Familie ist ganz begeistert. Ihr erster Gedanke ...

☐ »Das ist eine gute Mischung. Die kaufe ich wieder.«
○ »Da hatte ich eine glückliche Hand.«
☐ »Die Fertigprodukte sind heute einfach gut. Da kann gar nichts schief gehen.«
○ »Da steckt auch meine jahrelange Küchenerfahrung drin, trotz Fertigmischung.«

Zählen Sie bitte zusammen, wie oft Sie ○ bzw. ☐ angekreuzt haben.

Je mehr ☐ Sie angekreuzt haben, umso größer ist Ihr Potenzial, sich im Erfolgsdenken zu trainieren. Sie können viel mehr erreichen als Sie sich bisher zugetraut haben. Wenn Ihnen etwas gelingt, dann ist das nicht immer Glück oder Zufall oder die Leistung anderer, sondern Ihr eigener Erfolg. Vertrauen Sie auf sich und Ihre Potenziale. Sie sind nicht auf der Welt, um so zu sein, wie andere Sie haben wollen. Werden Sie mutiger und vertrauen Sie auf eigene Wünsche, Vorstellungen und Ziele. Sie werden erleben, dass Sie nicht Kritik, sondern Beifall ernten.

Wenn bei Ihnen ○ überwiegt, dann verfügen Sie über eine gesunde Portion Selbstvertrauen. Sie erleben sich eher als »Verursacher«, also als einen Menschen, der sein Leben selbst gestalten, sich seine Ziele vorgeben und auch (meistens) erreichen kann.

Verändern Sie sich!

Hat Ihnen der Ausflug in die Psychologie Spaß gemacht? Dann wäre es doch an der Zeit, einmal ein paar Konsequenzen zu ziehen. Sie kennen jetzt den Spotlight-Effekt, der Menschen fälschlicherweise annehmen lässt, sofort unangenehm aufzufallen, wenn sie sich anders als gewohnt verhalten. Gedanken wie »Dazu bin ich zu alt« oder »So kann ich mich nicht sehen lassen«, aber auch »Das steht mir nicht« oder »Was sollen wohl die anderen denken?«, das sind Gedanken, die Sie sich in Zukunft bitte nicht mehr machen.

Greifen Sie mutig mal zu anderen Farben, wenn Sie neue Kleidung kaufen (weil Sie abgenommen haben). Falls Sie eine neue Brille benötigen, nehmen Sie bitte nicht Ihre/n Partner/in mit, denn dann »steht« Ihnen eine neue Fassung nur, wenn sie fast so aussieht wie die alte Brille. Lassen Sie doch den Optiker eine für Sie passende Brille auswählen. Eine neue Frisur lassen Sie sich von Ihrem Frisör vorschlagen. Kurz: Experimentieren Sie mit Ihrem Outfit.

Erfüllen Sie sich Ihre »geheimen Wünsche«. Denn es wäre schade, wenn sie für immer im Verborgenen schlummern würden.

Um Ihnen Mut zu machen, sich selbst oder Ihre nähere Umwelt zu verändern, habe ich eine Liste zusammengestellt, mit der Sie sich selbst – natürlich ganz ehrlich – bewerten können. Also, nehmen Sie einen Kuli zur Hand und machen Sie Ihre Kreuze.

Meine Zufriedenheit mit	☹☹	☹	😐	☺	☺☺	**Will ich verändern**		**Das werde ich dafür tun!**
						ja	**nein**	**Meine Idee ist ...**
meinem Gewicht	☐	☐	☐	☐	☐	☐	☐	
meiner Frisur	☐	☐	☐	☐	☐	☐	☐	
meiner Haarfarbe	☐	☐	☐	☐	☐	☐	☐	
meiner Brille	☐	☐	☐	☐	☐	☐	☐	
meinem Make-up	☐	☐	☐	☐	☐	☐	☐	
meinem Parfum	☐	☐	☐	☐	☐	☐	☐	
meinem Schmuck	☐	☐	☐	☐	☐	☐	☐	
meinem Kleidungsstil	☐	☐	☐	☐	☐	☐	☐	
meinen Schuhen	☐	☐	☐	☐	☐	☐	☐	
meinem Auto	☐	☐	☐	☐	☐	☐	☐	
meinem Sportgerät	☐	☐	☐	☐	☐	☐	☐	

Meine Zufriedenheit mit	☹☹	☹	😐	☺	☺☺	Will ich verändern ja	 nein	Das werde ich dafür tun! Meine Idee ist ...
meinem Hobby	☐	☐	☐	☐	☐	☐	☐	
meiner Wohnungs-einrichtung	☐	☐	☐	☐	☐	☐	☐	
meinen Urlaubszielen	☐	☐	☐	☐	☐	☐	☐	
mit der Zeit, die ich mir für mich nehme	☐	☐	☐	☐	☐	☐	☐	

Jedes Kreuz unter einem Smiley, das nicht lacht, sollte Sie anspornen, über Veränderungen nachzudenken. Wenn Sie Veränderungen planen, denken Sie bitte an die verhängnisvolle Wirkung der rigiden Verhaltenskontrolle! Planen Sie kleine Schritte nach dem Muster der flexiblen Kontrolle, damit Sie Erfolg haben und sich selbst keine Misserfolge programmieren.

Die schlanke Perspektive

»Abnehmen beginnt im Kopf« – diesen Satz verstehen Sie jetzt natürlich. In den vorangegangenen Kapiteln haben wir vieles besprochen, was das Abnehmen so schwierig macht. Aber Sie haben auch viele Dinge erfahren, die eine echte Hilfe sein können, um lästige Pfunde abzubauen.

Lassen wir das Gelernte noch einmal Revue passieren:

1. Sie wissen nun viel über die Ursachen von Übergewicht, die Vererbung und die »guten Futterverwerter«. Sie sind überzeugt davon, dass nicht Schuld, sondern eher Schicksal eine Rolle für das Übergewicht spielt. Es ist aber kein unabänderliches Schicksal, sondern eher ein Handicap, das manchen Menschen das Abnehmen schwerer macht als anderen.
2. Sie wissen, dass der Begriff »Kalorie« wenig aussagt und kaum brauchbar ist, um das Essverhalten danach auszurichten. Ihnen ist bewusst, dass Fettkalorien anders wirken als Kohlenhydratkalorien.
3. Sie haben gelernt, dass Fettkalorien schlecht sättigen und wenig Volumen auf den Teller bringen. Kohlenhydrate dagegen sättigen mit ihrer Masse gut, liefern zudem Vitamine, Mineral- und Ballaststoffe und werden im Körper nicht in Fett umgebaut.
4. Sie haben eine Woche lang das »Tagebuch – Essen und Trinken« geführt und sich eine Übersicht darüber verschafft, wie viele Fettaugen Sie täglich essen und trinken.
5. Sie haben trainiert, Ihre »Fettbombe« zu halbieren. Dann haben Sie versucht, mit 20 Fettaugen pro Tag (besser 140 Fettaugen in der Woche) auszukommen.
6. Das Prinzip der flexiblen Verhaltenskontrolle haben Sie eingeübt und die gewohnten, rigiden Vorsätze abgestellt.
7. Haben Sie sich auch einen Schrittzähler zugelegt? Dann konnten Sie sicher trainieren, von Woche zu Woche etwas mehr Bewegung in Ihren Alltag zu bringen.
8. Außerdem haben Sie, so hoffe ich, die Angst vor Zucker abgelegt, der wirklich kein »Dickmacher« ist.
9. Sie haben erfahren, dass Abnehmen und Hungern nicht zusammen passen. Der liberale Umgang mit Kohlenhydraten beschert Ihnen angenehme Sättigung und Sie nehmen dennoch ab.
10. Sie haben Ihren Geschmackssinn für Fett getestet und versucht, beim Einkauf,

aber auch in der Küche durch fettärmere Produkte und fettsparende Zubereitungsarten einige Fettaugen einzusparen.

11. Für Ihr seelisches Wohlbefinden konnten Sie ausprobieren, wie stark Stress Sie belastet und was Sie sich alles trauen können, ohne sich sofort mit dem Satz »Was wohl die anderen denken?« zu blockieren.
12. Sie rufen sich morgens beim Blick in den Spiegel in Erinnerung, dass Sie nicht auf der Welt sind, um so zu sein, wie andere Sie haben möchten.

Nach diesem Dutzend neuer Erfahrungen, werden Sie mit Stolz festgestellt haben:

Ich habe abgenommen.

Der Geschmack wandelt sich

Ihre neue Rolle als »Fettdetektiv« sollten Sie noch eine Zeit lang trainieren – bis sich das »Fettbewusstsein« in Ihrem Einkaufs- und Essverhalten fest verankert hat. Sie werden bemerken (oder schon bemerkt haben), dass sich Ihre Geschmacksvorlieben verändern. Fettreiches Essen schmeckt Ihnen nicht mehr besonders gut. Meine Patienten berichten mir nach dem Esstraining immer wieder, wie ungern sie plötzlich fettreichen Brotaufstrich oder gar eine Bratwurst essen, obwohl sie die zuvor richtiggehend geliebt haben. Ich erinnere mich an einen Dezember, der für viele unserer Gruppenteilnehmer zu einem Problem wurde, weil sie sich vor der traditionellen Weihnachtsgans ekelten. »Schon der Geruch erzeugt bei mir plötzlich eine Aversion«, berichteten manche Patienten.

Der fettbewusste Geschmack kann also trainiert werden. Es kommt zu Anpassungsvorgängen, die nach wenigen Wochen die Auswahl von Gerichten ganz automatisch steuern. Vom Salzgeschmack ist dieser Anpassungsprozess schon lange bekannt. Ich habe einmal vier Wochen lang ein Ärztetraining zur Behandlung von Hochdruckpatienten betreut. Natürlich wurde dort zur Vertiefung der eigenen Erfahrung sehr salzarm gekocht. Ein paar Tage schmeckte das Essen deshalb nicht besonders gut, aber dann hatten sich alle Seminarteilnehmer daran gewöhnt. Die wirklich nachhaltige Erfahrung habe ich dann zu Hause gemacht: Das frische Brot vom Bäcker schmeckte versalzen, ebenso die Wurst und der Käse. Nie zuvor war mir aufgefallen, wie ungeheuer salzig unsere Lebensmittel schmecken – aber eben nur, wenn man sich ein paar Wochen an einen anderen Standard gewöhnt hat.

Bewegung ist die Basis für die Zukunft

Die schwierige Aufgabe nach dem aktiven Abnehmen besteht darin, den Erfolg zu sichern, also das Gewicht möglichst lange zu halten. Kleine Schwankungen – auch nach oben – sind kein Misserfolg, sondern völlig normal. Doch um einem Trend nach oben vorzubeugen, sind Sport und Bewegung im Alltag unverzichtbar. Es gibt unzählige Situationen, in denen wir aktiv etwas für uns tun können. Leider gibt es in unserer modernen Welt aber viel Technik und Organisation, mit denen uns ein großes Maß an Bewegung erspart werden soll.

Den Schwerarbeiter im Beruf gibt es praktisch nicht mehr. Motoren, Kräne, Rolltreppen, Lifts, Autos, Drehstühle, Küchenmaschinen, Heimwerkgeräte, Bringdienste und viele andere moderne Erfindungen haben uns Menschen zu »Energiesparwesen« gemacht. Hier muss für mehr Energieumsatz gesorgt werden, denn sonst besteht immer die Gefahr, dass die Energieversorgung bei Tisch mehr in den »Tank« einfüllt, als verbraucht wird.

Rad fahren und Schwimmen sind hervorragend dazu geeignet, den Energieverbrauch zu erhöhen. Besonders gut ist hier, dass das Körpergewicht nicht zusätzlich belastet, sondern »getragen« wird. Der Schrittzähler, den ich Ihnen schon empfohlen habe, kann zum Gradmesser für Bewegungsfreude werden, zeigt er doch ständig an, wie weit man es zu Fuß schon gebracht hat.

Bewegung ist zunächst unangenehm

Es sagt sich leicht, dass Sie Ihren Lebensstil zu mehr Mobilität hin verändern sollten, wenn schon nach fünf Minuten auf dem Fahrrad die Knie schmerzen, man schwitzt und am liebsten absteigen möchte. Nach zwei Minuten Walking, also das schnelle Gehen mit mindestens 115 Schritten in der Minute, fühlen Sie sich gar nicht toll, weil die Beine schon müde werden. Selbst beim Kneten eines Hefeteigs mit der Hand möchten Sie am liebsten zur Küchenmaschine greifen und Ihre Hände entlasten. Genau hier liegt die Schwelle, die bewegungsarme Menschen hindert, zu bewegten Menschen zu werden.

Statt Lust schafft mehr Bewegung zunächst Frust. Bewegung wird als harte Arbeit erlebt, die statt Freude nur Beschwerden verursacht. Und es ist so leicht, sofort aus der Mobilität in die Immobilität zurückzukehren. Aber das muss nicht sein, wenn Sie diesen Mechanismus kennen – den übrigens alle Menschen erleben.

Bewegung kann Lust machen

Bewegung kann tatsächlich Lust machen. Doch bis es soweit ist, werden zwei bis drei »harte« Monate vergehen. Diesen notwendigen Anpassungsprozess müssen Sie sich zumuten. Danach werden Sie erleben, dass Ihnen ein Leben ohne aktive Bewegung keinen Spaß mehr macht. Zwei Monate Frust für ein langes bewegtes Leben mit viel mehr Lust als zuvor. Ich kenne Menschen, die heute sagen, sie könnten sich ihr Leben ohne Fahrrad nicht mehr vorstellen: »Dann fehlt mir wirklich etwas, wenn ich nicht meine 15 Kilometer am Tag radeln kann.« Auch sie haben zwei, drei Monate nicht mit Freude und Lust in die Pedalen getreten – bis es dann passiert ist. Statt Frust kam die Lust und mit der Bewegungsträgheit war es vorbei.

Um die Durststrecke angenehmer zu überstehen, können Sie Ihr soziales Motiv nutzen. Laden Sie Freunde oder Bekannte zum gemeinsamen Walking oder zu einer Fahrradtour ein. Dann macht Bewegung Spaß, denn dann steht nicht mehr die »Arbeitsleistung« im Vordergrund, sondern das gemeinsame Erlebnis.

Keine Maximalbelastung

Bei allen körperlichen Aktivitäten ist wichtig, sich selbst nicht zu stark zu belasten. Gerade für den Fettabbau sollte man etwa 40 Prozent unter seiner Maximalbelastung bleiben. Aber für viele Menschen in Deutschland ist »Sport« nur dann Sport, wenn der Kopf hochrot ist und die Zunge aus dem Mund hängt. Genau diese Grenzbelastung ist aber unzweckmäßig – und auch nicht gesund. Ein einfacher Test zeigt, ob Sie sich im günstigen Belastungsbereich befinden: Sie sollten sich mit Ihrem Mitläufer oder Mitfahrer ohne Anstrengung unterhalten können. Dann stimmt die Belastung und der Fettabbau wird optimal gefördert. Es gibt noch eine zweite Regel: Weniger Belastung, dafür aber um so länger. Das kostet zwar Zeit, aber bringt mehr Freude, denn die Wirkung ist besser.

Kampf gegen die Natur?

Sicher, es ist nicht einfach, sein Essverhalten zu ändern. Vielleicht ist es noch schwieriger, sein Bewegungsverhalten zu aktivieren. Aber was für die Ernährung gilt, stimmt für die Bewegung auch. Die klugen Programme der Evolution, die den Menschen seit Jahrtausenden das Überleben sichern, bestimmen nicht nur das Essverhalten (Iss so viel Du kannst, es können Notzeiten kommen!), sondern sie bestimmen auch unsere Lust zur Bewegung. Körperliche Aktivität bedeutet immer Energieausgabe, und die kann sich ein Mensch nur dann erlauben, wenn genug Nahrungsenergie vorhanden ist. Das aber stimmt erst seit relativ kurzer Zeit. Tausende Jahre lang wäre ein Mensch wirklich »verrückt« gewesen, wenn er nur aus Spaß und Tollerei täglich zehn Kilometer gelaufen wäre. Bevor uns Maschinen die meiste Arbeit abnahmen, war außerdem ohnehin ein höheres Bewegungspensum als heute nötig. Energie verschwenden und keinen Nachschub haben? Das war mit dem täglichen Leben nicht vereinbar. Der Name dieses Programms der Evolution könnte lauten:

»Keine Bewegung, die nicht der Nahrungssuche oder der Fortpflanzung dient.«

Ich schreibe Ihnen diese Botschaft, damit Sie nicht an sich selbst verzweifeln, wenn Sie wieder einmal vor der geplanten Strecke vom Rad absteigen oder den Walkingschritt verlangsamen und sich selbst dafür Vorwürfe machen. Das neue, moderne Leben im Schlaraffenland braucht einen Verhaltensmanager, der uns sagt, wie wir richtig essen und uns bewegen sollten. Vererbte oder angeborene Programme versagen heute, weil es zuvor in der Menschheitsgeschichte nie wirklichen Überfluss gegeben hat.

Der Grundstein für Ihr Training

Mit diesem Buch will ich den Grundstein zu Ihrer Ausbildung zu Ihrem eigenen Verhaltensmanager legen. Mehr kann ich nicht tun. Das Haus müssen Sie selbst bauen. Bitte vergessen Sie nicht, dass jede Veränderung in Ihrem Leben, sei es bei Tisch, in der Küche, beim Sport oder beim Einkauf, nur durch ein Training gelingen kann. Das dauert eine gewisse Zeit, und es kann einen Trainingsstillstand, manchmal auch Trainingsrückschritte geben. Doch Misserfolge gibt es nie. Es sei denn, Sie beschließen, auf der Couch liegen zu bleiben und fortan nur noch fettreiche Chips und viel Alkohol zu sich zu nehmen.

Gut aufgehoben im Internet

Sie möchten noch mehr erfahren und gerne mit »Leidensgenossen« reden? Sie haben außerdem persönliche Fragen an Experten? All diese Wünsche lassen sich ganz leicht erfüllen – vorausgesetzt, Sie verfügen über einen Internetzugang.

Unter www.slimnet.de gelangen Sie zu Deutschlands führendem Online-Training für Figurbewusste. Dort gibt es täglich Chats, in denen interessante Fragen rund ums Abnehmen und Gewichthalten mit einer geschulten Online-Trainerin (zumeist einer Psychologin) besprochen werden. Im Forum stehen »schwarze Bretter« für verschiedene Themen zur Verfügung, an die Slimnet-Teilnehmer ihre Meinungen, Einstellungen oder Erfahrungen »heften« können.

Wöchentlich können Sie einen neuen Kommentar von mir lesen, der auf aktuelle Ereignisse eingeht. Weiterhin gibt es einen E-Mail-Service, über den Sie Ihre Fragen stellen können. Diese werden von Experten innerhalb von 24 Stunden beantwortet. Mentoren, das sind erfahrene Teilnehmer bei Slimnet, berichten über ihre Erfahrungen und geben erprobte Tipps.

Slimnet bietet zudem für eine wirkungsvolle Gewichtsabnahme und für den Beginn des Abnehmtrainings in seinem Online-Shop über 30 verschiedene Lebensmittel und -Speisen der Firma Delemi an, die nach den strengen Vorgaben des §14a der Diätverordnung zusammengestellt sind: wenig Fett, etwas Kohlenhydrate, aber ausreichend Vitamine, Mineral- und Ballaststoffe.

Es gibt Suppen, Desserts, aber auch Käsestangen und Schokoriegel, natürlich fehlen auch fertige Gerichte, wie Kasseler Kotelett mit Sauerkraut und Püree oder Spaghetti Bolognese nicht. Mit diesen Delemi-Produkten wird eine Gewichtsabnahme sicher erreicht, wenn man pro Tag genau fünf Portionen davon verzehrt.
Bei Slimnet wird außerdem trainiert richtig zu essen. Mit der flexiblen Verhaltenskontrolle lernen Sie, Ihr Wunschgewicht ohne Hunger und schlechtes Gewissen zu erreichen und zu halten.
Das gesamte Slimnet-Training startet mit einem kostenlosen Schnuppermonat, damit Sie sich selbst einen Eindruck machen können. Anschließend bestimmen Sie, ob Sie die monatliche Beratungspauschale von zwölf Euro investieren oder weiterhin kostenfrei den Service ohne persönliche Betreuung nützen wollen. Delemi-Produkte werden zusätzlich berechnet, wobei aber die Beratungspauschale im Preis angerechnet wird. Nach zwei Jahren haben sich mehr als 10.000 Teilnehmer bei Slimnet.de angemeldet. Viele positive Erfahrungsberichte sprechen für dieses moderne Online-Training mit Gewichtsabnahmen von durchschnittlich 8 kg. Aber sehen Sie selbst: Geben Sie einfach www.slimnet.de in Ihren Browser ein. Lernen Sie das Angebot bei Slimnet ganz unverbindlich kennen.

Mein Tagebuch – Essen und Trinken

Jetzt können Sie den Fettanteil in Ihrer Nahrung auf zwei Arten bestimmen. Im ersten Teil dieses Kapitels stellen Sie mithilfe einer ausführlichen Tabelle fest, wieviel Fett Sie selbst in einer Woche tatsächlich essen. Schon nach einigen Tagen entwickeln Sie ein Gefühl dafür, wo Ihre »Schwachstellen« liegen. Im zweiten Teil erfahren Sie, wieviel Fett in den verschiedenen Lebensmitteln und Speisen enthalten ist. Hier können Sie im Zweifelsfall immer einmal wieder nachlesen, welche »Fettbomben« besonders stark zu Buche schlagen.

Und so geht's

Im ersten Teil (Seite 146 bis 152) füllen Sie das Ernährungstagebuch über eine Woche aus. Immer, wenn Sie etwas essen oder trinken, dann machen Sie je Portion einen Strich in das dafür vorgesehene Feld. Diese Strichliste führen Sie die ganze Woche weiter. Nach sieben Tagen zählen Sie die Striche zusammen und schreiben das Ergebnis in die dafür vorgesehenen Felder. Dann berechnen Sie Zeile für Zeile die »Fettaugen«. Einfach die Anzahl der Striche mit der Ziffer malnehmen, die in der entsprechenden Spalte steht.

Zählen Sie dann alle Fettaugen auf jeder Seite zusammen, anschließend berechnen Sie die Summe aller Fettaugen auf allen Seiten. Das Gesamtergebnis teilen Sie durch sieben (Tage) und Sie wissen, wieviel Fettaugen Sie im Durchschnitt pro Tag essen. Dieses Tagebuch erfordert zwar eine Zeitlang eine gewisse Disziplin, macht sich aber auf Dauer bezahlt - denn nur, wenn Sie Ihre Gewohnheiten kennen, können Sie diese auch dauerhaft ändern. Einzelheiten lesen Sie im Kapitel »Das Abnehmtraining« ab Seite 89.

Im zweiten Teil des Anhangs (Seiten 153 bis 166) finden Sie 292 Lebensmittel, nach Gruppen wie Frühstück, Fertiggerichte oder Fleisch sortiert. Für übliche Portionsgrößen sind in der rechten Spalte die Fettaugen angegeben. Wenn Sie mehr oder weniger essen, müssen Sie die Fettaugen verringern oder entsprechend erhöhen. Wer es ganz genau wissen will, kann auch erfahren, wieviel Gramm Fett jeweils enthalten sind. Sie wissen: Ein Fettauge entspricht etwa drei Gramm Fett.

Teil 1 – Ernährungstagebuch

	Strichliste	Summe der Striche	Faktor	Fettaugen
1. Getränke				
Alkoholfreies Bier (1 Glas)			x0	
Bananenmilch, Milchmix (1 Glas)			x1	
Bier (1 Glas)			x3	
Buttermilch, Kefir (1 Glas)			x1	
Cola, Limo (1 Glas)			x0	
Eistee (1 Glas)			x0	
Fettarme Milch (1 Glas)			x1	
Früchte-/Kräutertee (1 Tasse)			x0	
Fruchtsaft (1 Glas)			x0	
Fruchtsaftschorle, Gemüsesaft (1 Glas)			x0	
Kaffee, Caro-Kaffee (1 Tasse)			x0	
Kaffeemilch (für 1 Tasse)			x0	
Kakao (1 Glas)			x1	
Lightgetränke (1 Glas)			x0	
Milchmix (1 Glas)			x1	
Mineralwasser (1 Glas)			x0	
Nektare (leicht, 1 Glas)			x0	
Schnaps (1 Glas)			x2	
Schwarzer Tee (1 Tasse)			x0	
Sekt, Wein (1 Glas)			x2	
Vollmilch (1 Glas)			x2	
Zucker (Stück, Teelöffel)			x0	
2. Joghurt, Quark und Co.				
Fruchtjoghurt, Dickmilch (1 Becher)			x2	
Fruchtquark (z. B. Obstgarten, 1 Becher)			x2	
Milchreis (z. B. Müller's, 1 Becher)			x1	
Naturjoghurt (1 Becher)			x2	
Pudding (z. B. Dany, 1 Becher)			x2	
Summe dieser Seite			____	

	Strichliste	Summe der Striche	Faktor	Fettaugen
3. Cornflakes, Müsli und Co.				
Cornflakes (1 Portion)			x0	
Frosties, Smacks & Co. (1 Portion)			x0	
Früchtemüsli (1 Portion)			x1	
Knuspermüsli (1 Portion)			x3	
Müsliriegel (1 Portion)			x2	
Schokomüsli (1 Portion)			x2	
4. Brot und Brötchen				
Brezel (1 Stück)			x0	
Croissant (1 Stück)			x4	
Graubrot (1 Scheibe)			x0	
Helles Brötchen (1/2 Stück)			x0	
Mehrkornbrötchen, Vollkornbrötchen (1/2 Stück)			x0	
Süßes Brötchen (1 Stück)			x1	
Vollkornbrot (1 Scheibe)			x0	
Weißbrot, Toast (1 Scheibe)			x0	
Zwieback, Reisbrot, Knäckebrot (1 Stück)			x0	
5. Brotaufstriche				
Bierschinken (1 Scheibe)			x3	
Butter (1 Portion)			x2	
Camembert (1 Portion)			x4	
Cervelatwurst (1 Scheibe)			x4	
Corned Beef (1 Scheibe)			x1	
Edamer (1 Scheibe)			x3	
Emmentaler (1 Scheibe)			x3	
Erdnussbutter (1 Portion)			x3	
Fleischsalat (1 Portion)			x4	
Fleischwurst (1 Scheibe)			x3	
Frischkäse (1 Portion)			x5	
Frischkäse (leicht, 1 Portion)			x2	
Geflügel in Aspik (1 Scheibe)			x1	
Summe dieser Seite			——	

	Strichliste	Summe der Striche	Faktor	Fettaugen
Fortsetzung Brotaufstriche				
Geflügelsalat (1 Portion)			x4	
Gelbwurst (1 Scheibe)			x1	
Gouda (1 Scheibe)			x3	
Harzer Käse (1 Portion)			x0	
Hering in Sauce, Fischkonserven (1/2 Dose)			x5	
Heringsdip (1 Portion)			x5	
Honig (1 Portion)			x0	
Hüttenkäse (1 Portion)			x1	
Käse (normal, 1 Scheibe)			x3	
Käse (leicht, 1 Scheibe)			x2	
Kräuterquark (1 Portion)			x2	
Leber-, Teewurst (1 Portion)			x4	
Magerquark (1 Portion)			x0	
Margarine (1 Portion)			x2	
Marmelade (1 Portion)			x0	
Mettwurst (1 Portion)			x4	
Mortadella (1 Scheibe)			x3	
Nutella (1 Portion)			x2	
Parmesankäse (1 Portion)			x2	
Pflaumenmus (1 Portion)			x0	
Sahnehering (1/2 Dose)			x5	
Salami (1 Scheibe)			x4	
Schimmelkäse (1 Portion)			x4	
Schinken, gekocht (1 Scheibe)			x1	
Schinkenwurst (1 Scheibe)			x2	
Schmelzkäse (1 Portion)			x2	
Speisequark (1 Portion)			x1	
Tilsiter (1 Scheibe)			x3	
Waldorfsalat (1 Portion)			x4	
Summe dieser Seite			——	

	Strichliste	Summe der Striche	Faktor	Fettaugen
6. Obst				
Ananas (1 Portion)			x0	
Apfel (1 Stück)			x0	
Banane (1 Stück)			x0	
Beeren (1 Portion)			x0	
Birne (1 Stück)			x0	
Dattel, Feige (1 Stück)			x0	
Kirschen (1 Portion)			x0	
Kiwi (1 Stück)			x0	
Mandarine (1 Stück)			x0	
Melone (1 Portion)			x0	
Nektarine (1 Stück)			x0	
Orange (1 Stück)			x0	
Pfirsich (1 Stück)			x0	
Pflaume (1 Stück)			x0	
Rosinen (1 Stück)			x0	
Trockenobst (1 Stück)			x0	
Weintrauben (1 Portion)			x0	
7. Suppen, Aufläufe und Co.				
Auflauf (1 Portion)			x5	
Eintopf (1 Portion)			x2	
Gemüsesuppe (1 Portion)			x2	
Getreide-, Gemüsebratling (1 St.)			x3	
Leberknödelsuppe (1 Portion)			x3	
Nudelsuppe (1 Portion)			x1	
Spargelcremesuppe (1 Portion)			x2	
Suppe (klar, 1 Portion)			x1	
Tomatensuppe (1 Portion)			x2	
Summe dieser Seite			——	

	Strichliste	Summe der Striche	Faktor	Fettaugen
8. Fleisch, Fisch, Eier und Würstchen				
Bockwurst (1 Stück)			x9	
Brat-, Currywurst (1 Stück)			x14	
Braten, Roulade (1 Portion)			x4	
Ei (1 Stück)			x2	
Eiersalat (1 Portion)			x4	
Ente, Gans (1/4)			x4	
Fischfilet, gekocht mit Sauce (1 Stück)			x2	
Fischfilet (paniert, 1 Stück)			x5	
Fischstäbchen (1 Stück)			x1	
Fleischwurst (1 Portion)			x10	
Frikadelle, Hackbraten (1 Stück)			x7	
Frikassee (1 Portion)			x4	
Gulasch, Geschnetzeltes (1 Portion)			x4	
Hähnchen (1/2)			x4	
Kotelett (1 Stück)			x2	
Leberkäse (1 Scheibe)			x11	
Muscheln mit Sauce (1 Portion)			x2	
Puten-, Hähnchenschnitzel (1 Stück)			x3	
Rühr-, Spiegelei (1 Stück)			x3	
Schnitzel (paniert, 1 Stück)			x6	
Steak oder Schnitzel (nicht paniert, 1 Stück)			x2	
Weißwurst (1 Stück)			x3	
Wiener Würstchen (1 Stück)			x3	
9. Beilagen und Salate, Nudeln und Saucen				
Bratkartoffeln, Kartoffelgratin (1 Portion)			x4	
Gemüse, zubereitet (1 Portion)			x2	
Gewürzgurken (1 Portion)			x0	
Hackfleischsauce (1 Portion)			x4	
Summe dieser Seite			——	

	Strichliste	Summe der Striche	Faktor	Fettaugen
Fortsetzung Salate, Nudeln und Saucen				
Kartoffel (1 Stück)			x0	
Kartoffel-, Nudelsalat (1 Portion)			x7	
Kartoffelpuffer (1 Stück)			x2	
Kartoffelpüree (1 Portion)			x1	
Knödel (1 Stück)			x0	
Mixed Pickles (1 Portion)			x3	
Nudeln gekocht (Beilage, 1 Portion)			x0	
Pfannkuchen (1 Stück)			x3	
Pommes frites, Kroketten (1 Portion)			x3	
Rohkost (1 Portion)			x0	
Reis gekocht (Beilage, 1 Portion)			x0	
Sahnesauce (1 Portion)			x7	
Sauerkraut (1 Portion)			x2	
Spaghetti, Nudeln (Hauptgericht, 1 Portion)			x0	
Tomatensauce (1 Portion)			x2	
10. Kuchen und Nachspeisen				
Apfelstrudel (1 Stück)			x2	
Blätterteig-, Hefeteilchen (1 Stück)			x3	
Milcheis (1 Stück)			x5	
Milchreis, Griesbrei (1 Portion)			x2	
Obstkuchen (1 Stück)			x2	
Obstsalat (1 Portion)			x0	
Pudding (1 Portion)			x2	
Rote Grütze, Wackelpudding (1 Portion)			x0	
Rührkuchen (1 Stück)			x4	
Sahnetorte (1 Stück)			x8	
Schlagsahne (1 Portion)			x3	
Vanillesauce (1 Portion)			x1	
Waffeln (1 Stück)			x0	
Summe dieser Seite			——	

	Strichliste	Summe der Striche	Faktor	Fettaugen
11. Süßes und Knabbereien				
Bonbon (1 Stück)			x0	
Chips (1 Portion)			x3	
Erdnüsse und andere Nüsse (1 Portion)			x8	
Ferrero: Rocher, Küsschen, Raffaelo (1 Stück)			x1	
Flips (1 Portion)			x3	
Fruchtgummi, Lakritze (1 Portion)			x0	
Hanuta, Knoppers, Duplo (1 Riegel)			x2	
Kaugummi (1 Stück)			x0	
Kekse (1 Stück)			x1	
Milchschnitte (1 Riegel)			x3	
Milky Way (1 Riegel)			x2	
Plätzchen, Lebkuchen, Spekulatius (1 Stück)			x1	
Popcorn (1 Portion)			x1	
Salzstangen (1 Portion)			x1	
Schokokuss (1 Stück)			x1	
Schokolade (1 Riegel)			x2	
Schokonüsse (1 Portion)			x3	
Snickers, Mars, Twix (1 Riegel)			x5	
Sonnenblumenkerne und andere Kerne (1 Portion)			x8	
12. Fastfood und warme Snacks				
Big Mac, Royal TS (1 Stück)			x9	
Döner Kebab (1 Stück)			x6	
Hähnchen-Nuggets (6 Stück)			x4	
Hamburger, Cheeseburger (1 Stück)			x4	
Ketchup (1 Portion)			x0	
Mayonnaise (1 Portion)			x4	
Pizza (1/2)			x6	
Pommes frites (1 Portion)			x5	
Summe dieser Seite			——	

Teil 2 – Fettaugentabelle

Lebensmittel	Portionsgröße	Fettgehalt pro Portion Fett (g)	Fettaugen (gerundet)
1. Cornflakes, Müsli und Co.			
Cerealien (gezuckert, mit Honig, mit Kakao)		0	
Cerealien (mit Zimt)	1 Portion (30g)	3	1
Cornflakes		0	
Getreidetaschen, gefüllt		0	
Hafer-, Getreideflocken		0	
Müsli (Früchte-, Körner-)	3 EL (45g)	3	1
Müsli (Schoko-)	3 EL (45g)	6	2
Müsliriegel (Frucht-)	1 Riegel (25g)	3	1
Müsliriegel (Nuss, Kokos, Schoko)	1 Riegel (25g)	6	2
2. Brot und Brötchen			
Brötchen, Mehrkorn-	1 Stück (60g)	2	1
Brötchen, Roggen-	1 Stück (60g)	0	
Brötchen, weiß	1 Stück (60g)	0	
Camping-, Rosinen-, Schokobrötchen	1 Stück (45g)	3	1
Croissant	1 Stück (45g)	12	4
Graubrot	1 Scheibe (50 g)	0	
Knäckebrot	1 Scheibe (50 g)	0	
Knusperbrot »leicht & cross«, Reiswaffel		0	
Laugenbrezel		0	
Mehrkornbrot	1 Scheibe (50 g)	2	1
Vollkornbrot	1 Scheibe (50 g)	0	
Vollkornbrötchen	1 Stück (60g)	0	
Weißbrot, Toast	1 Scheibe	0	
Zwieback, eifrei	1 Scheibe	0	

Lebensmittel	Portionsgröße	Fettgehalt pro Portion Fett (g)	Fettaugen (gerundet)
3. Beilagen			
Bratkartoffeln, in Öl gebraten	1 Portion (200 g)	11	4
Kartoffeln, Salz-, Pell-		0	
Kartoffelpuffer in Öl gebraten	1 Stück (50 g)	6	2
Kartoffelpüree	1 Portion (200 g)	3	1
Krokette (frittiert)	1 Portion (100 g)	8	3
Kroketten (aus dem Ofen)	1 Portion (100 g)	3	1
Maultaschen	1 Stück (50 g)	3	1
Pfannkuchen	1 Stück	9	3
Pommes frites (aus dem Ofen)	1 Portion (100 g)	5	2
Pommes frites (frittiert)	1 Portion (100 g)	9	3
Spätzle, gekocht	1 Portion (150 g)	6	2
Vollkornnudeln		0	
Vollkornreis		0	
4. Hülsenfrüchte			
Bohnen, getrocknet		0	
Erbsen		0	
Linsen, getrocknet		0	
Sojabohnen, getrocknet	1 Portion (60 g)	11	4
5. Nüsse und Samen			
Edelkastanien		0	
Nüsse, Samen (im Durchschnitt)	1 Portion (50 g)	25	8
Sonnenblumen-, Kürbis-, Pistazienkerne	1 Portion (50 g)	30	10
Studentenfutter	1 Portion (50 g)	14	5

Lebensmittel	Portionsgröße	Fettgehalt pro Portion Fett (g)	Fettaugen (gerundet)
6. Obst			
Obst, frisch		0	
Obstkonserven		0	
Obstsalat		0	
Trockenobst		0	
7. Gemüse und Rohkost			
Avocado	1/2 Stück (100 g)	23	8
Blattsalat		0	
Gemüse, roh und gegart		0	
Krautsalat mit Öl	1 Portion (70 g)	3	1
Oliven, grün	7 Stück (21 g)	3	1
Oliven, schwarz	7 Stück (21 g)	7	2
Pfannengemüse (TK)	1 Portion (200 g)	7	2
Rahmgemüse (TK)	1 Portion (200 g)	7	2
Rahmspinat (TK)	1 Portion (200 g)	7	2
Rohkost		0	
8. Salate			
Feinkostsalat	3 EL (90 g)	12	4
Kartoffelsalat mit Salatmayonnaise (80% Fett)	1 Portion (250 g)	21	7
Kartoffelsalat mit Öl	1 Portion (250 g)	9	3
Nudelsalat mit Salatmajonnaise (80% Fett)	1 Portion (250 g)	21	7
Reissalat mit Äpfeln und Curry	1 Portion (250 g)	5	2
Zigeunersalat, ohne Fleisch	3 EL (90 g)	0	

Lebensmittel	Portionsgröße	Fettgehalt pro Portion Fett (g)	Fettaugen (gerundet)
9. Salatsaucen			
Cocktaildressing	1 EL (15 g)	9	3
Fix für Salatsauce		0	
French Dressing	1 EL (15 g)	3	1
Italian Dressing	1 EL (15 g)	3	1
Joghurtsauce	1 EL (15 g)	2	1
Sahnesauce	1 EL (15 g)	3	1
Vinaigrette	1 EL (15 g)	6	2
10. Süße Brotaufstriche			
Erdnussbutter, Nussmus	1 EL (20 g)	8	3
Honig		0	
Marmelade, Gelee		0	
Nuss-Nougat-Creme	1 EL (20 g)	6	2
Pflaumenmus		0	
11. Pikante Brotaufstriche			
Joghurtaufstrich	1 EL (20 g)	3	1
Kräuterpastete	1 Portion (25 g)	4	1
Tofupaste mit Gemüse	1 Portion (25 g)	8	3
Vegetarische Aufstriche	1 Portion (25 g)	6	2
12. Fette und Öle			
Butter	2 TL (8 g)	6	2
Halbfettbutter	2 TL (8 g)	3	1
Halbfettmargarine	2 TL (8 g)	3	1
Margarine	2 TL (8 g)	6	2
Pflanzenöl	1 EL (12 g)	12	4
Schmalz	1 EL (12 g)	12	4
13. Sonstige Fette			
Mayonnaise, Remoulade (80 % Fett)	1 EL (15 g)	12	4
Salatmayonnaise (28 % Fett)	1 EL (15 g)	3	1
Salatmayonnaise (35 % Fett)	1 EL (15 g)	6	2
Salatmayonnaise, Remoulade (50 % Fett)	1 EL (15 g)	9	3

Lebensmittel	Portionsgröße	Fettgehalt pro Portion Fett (g)	Fettaugen (gerundet)
14. Milch und Milchprodukte			
Buttermilch		0	
Buttermilch-Frischkäse, 6 % Fett	2 EL (60 g)	4	1
Crème fraîche, 40 % Fett	1 EL (15 g)	6	2
Frischkäse, 40 % Fett i. Tr.	2 EL (60 g)	6	2
Frischkäse, Doppelrahm, 60 % Fett i. Tr.	2 EL (60 g)	16	5
Fruchtbuttermilch	1 Becher (150 g)	0	
Joghurt, Dickmilch, Kefir, 0,3 % Fett	1 Becher (150 g)	0	
Joghurt, Dickmilch, Kefir, 1,5 % Fett	1 Becher (150 g)	2	1
Joghurt, Dickmilch, Kefir, 3,5 % Fett	1 Becher (150 g)	5	2
Kondensmilch 7,5 % Fett	2 EL (20 g)	2	1
Kondensmilch, 10 % Fett	2 EL (20 g)	2	1
Kondensmilch, 4 % Fett		0	
Magerquark		0	
Milch, entrahmt		0	
Milch, fettarm	1 Glas (200 ml)	3	1
Sahne, geschlagen, 30 % Fett	1 geh. EL (15 g)	5	2
Sahnejoghurt, Kefir, 10 % Fett	1 Becher (150 g)	15	5
Sahnequark, Schichtkäse, 40 % i. Tr.	1 EL (30 g)	5	2
Saure Sahne, 10 % Fett	1 EL (15 g)	2	1
Schmand, 24 % Fett	1 EL (15 g)	4	1
Speisequark, Schichtkäse, 10 % Fett i. Tr.		0	
Speisequark, Schicht-, Hüttenkäse, 20 % Fett i. Tr.	2 EL (60 g)	4	1
Vollmilch, 3,5 % Fett	1 Glas (200 ml)	7	2
Zaziki	1 Portion (75 g)	2	1

Lebensmittel	Portionsgröße	Fettgehalt pro Portion Fett (g)	Fettaugen (gerundet)
15. Käse			
Camembert, 10 % Fett i. Tr.		0	
Camembert, Brie, 30 % Fett i. Tr.	1 Portion (30 g)	4	1
Camembert, Brie, 70 % Fett i. Tr.	1 Portion (30 g)	12	4
Camembert, Brie, Schimmelkäse, 45 % Fett i. Tr.	1 Portion (30 g)	9	3
Feta, Schafskäse, 45 % Fett i. Tr.	1 Scheibe (30 g)	5	2
Harzer		0	
Mascarpone, 80 % Fett i. Tr.	1 Portion (50 g)	21	7
Mozzarella, 45 % Fett i. Tr.	1 Portion (50 g)	8	3
Romadur, Limburger, 20 % Fett i. Tr.	1 Portion (30 g)	3	1
Romadur, Limburger, 50 % Fett i. Tr.	1 Portion (30 g)	7	2
Scheiblettenkäse, 20 % Fett i. Tr.	1 Scheibe (30 g)	2	1
Scheiblettenkäse, 48 % Fett i. Tr.	1 Scheibe (30 g)	5	2
Schmelzkäse, 20 % Fett i. Tr.	1 Portion (30 g)	2	1
Schmelzkäse, 45 % Fett i. Tr.	1 Portion (30 g)	7	2
Schnittkäse, »leicht«, 30 % Fett i. Tr.	1 Scheibe (30 g)	5	2
Schnittkäse, 45 % Fett i. Tr.	1 Scheibe (30 g)	9	3
Schnittkäse, 60 % Fett i. Tr.	1 Scheibe (30 g)	11	4

Lebensmittel	Portionsgröße	Fettgehalt pro Portion Fett (g)	Fettaugen (gerundet)
16. Aufschnitt			
Bierschinken, Corned Beef	1 Scheibe	3	1
Blutwurst	1 Scheibe	6	2
Fleischwurst	1 Scheibe	8	3
Geflügelaufschnitt	1 Scheibe	4	1
Hähnchen-, Putenbrust, Geflügelsülze	1 Scheibe	3	1
Lachsschinken	4 kleine Scheiben	2	1
Leberkäse-Aufschnitt	1 Scheibe	12	4
Leberwurst, »leicht«	1 Portion (30 g)	6	2
Leberwurst, -pastete	1 Portion (30 g)	12	4
Mortadella	1 Scheibe	9	3
Salami, Cervelat etc.	1 gr. Scheibe	12	4
Salami, Cervelat, »leicht«	1 gr. Scheibe	8	3
Schinken, gekocht	1 Scheibe	2	1
Schinken, roh	1 Scheibe	7	2
Teewurst	1 Portion (30 g)	11	4
Vegetarischer Aufschnitt	1 Scheibe	6	2
17. Eier und Eierspeisen			
Ei, gekocht	1 Stück	7	2
Eierpfannkuchen	1 Stück (100 g)	10	3
Rührei, Spiegelei, mit 5 g Fett gebraten	1 Stück	9	3

Lebensmittel	Portionsgröße	Fettgehalt pro Portion Fett (g)	Fettaugen (gerundet)
18. Fleisch und Fleischwaren			
Bockwurst	1 Stück (100 g)	26	9
Braten, Rind, mittelfett	1 Portion (125 g)	9	3
Braten, Schwein, mittelfett	1 Portion (125 g)	14	5
Bratwurst, Currywurst	1 Stück (150 g)	43	14
Filet, Rind	1 Portion (125 g)	5	2
Frikadellen, gebraten	1 Stück (125 g)	22	7
Geschnetzeltes, Gulasch	1 Portion (150 g)	13	4
Hähnchen, Ente, gebraten	1 Portion (125 g)	12	4
Hack, gemischt	1 Portion (50 g)	10	3
Kasseler	1 Portion (125 g)	4	1
Kotelett, Schnitzel (Schwein) natur	1 Portion (125 g)	6	2
Leberkäse, gebraten	1 Scheibe (125 g)	34	11
Mettwurst, (Schwein)	1 Portion (50 g)	12	4
Putenbrust, -schnitzel, natur		0	
Putenschnitzel, paniert	1 Portion (150 g)	11	3
Roulade	1 Portion (150 g)	11	4
Schnitzel, Cordon Bleu (Schwein), paniert	1 Portion (150 g)	17	6
Tatar, Rind, mager	1 Portion (50 g)	2	1
Wiener Würstchen	1 Stück (35 g)	10	3
19. Saucen			
Bratensauce mit Sahne	1 Portion (60 ml)	5	2
Bratensauce	1 Portion (60 ml)	2	1
Grill-, Würzsauce		0	
Ketchup, Senf		0	
Sahnesauce	1 Portion (60 ml)	16	5
Tomatensauce mit Hackfleisch	1 Portion (120 ml)	10	3
Tomatensauce	1 Portion (120 ml)	3	1
Zubereitung für Sauce Hollandaise, Béarnaise, verzehrfertig	1 Portion (60 ml)	27	9

Lebensmittel	Portionsgröße	Fettgehalt pro Portion Fett (g)	Fettaugen (gerundet)
20. Fisch und Fischwaren			
Aal, geräuchert	1 Portion (100 g)	33	11
Calamares frites	Portion (200 g)	20	7
Fischfilet, Kabeljau (Seelachs, Schellfisch etc.)		0	
Fischfilet, paniert	1 Stück (150 g)	16	5
Fischstäbchen, gebraten	1 Stück (30 g)	5	2
Forelle, geräuchert	1 Portion (100 g)	5	2
Heilbutt, Lachs, Makrele, geräuchert	1 Portion (100 g)	17	6
Hering in Delikatesssauce	1 Portion (100 g)	20	7
Hering in Tomaten-, Senfsauce	1 Portion (100 g)	15	5
Schalentiere, Muscheln (ausgelöst)	1 Portion (100 g)	2	1
Schlemmerfilet	1 Portion (200 g)	22	7
Thunfisch im eigenen Saft	1 Portion (100 g)	15	5
Thunfisch in Öl	1 Portion (100 g)	20	7
21. Suppen			
Eintopf mit Fleisch oder Würstchen	1 Portion (250 g)	14	5
Eintopf ohne Fleisch	1 Portion (250 g)	7	2
Klare Suppe mit Fleischeinlage	1 Portion (250 g)	5	2
Klare Suppe ohne Fleischeinlage	1 Portion (250 g)	2	1
Suppe, gebunden	1 Portion (250 g)	6	2
Suppe, mit Sahne gebunden	1 Portion (250 g)	17	6

Lebensmittel	Portionsgröße	Fettgehalt pro Portion Fett (g)	Fettaugen (gerundet)
22. Fertiggerichte			
Asiatische Reisgerichte	1 Portion (200 g)	8	3
Chili con carne	1 Portion (300 g)	11	4
Frühlingsrolle (aus dem Backofen)	1 Stück (150 g)	2	1
Gemüse-, Tofu-, Getreidebratling	1 Stück (100 g)	8	3
Gemüse mit Reis, TK		0	
Hawaii Toast	1 Stück (125 g)	24	8
Hühnerfrikassee	1 Portion (150 g)	6	2
Kartoffel-Gemüse-Gratin	1 Portion (300 g)	21	7
Lasagne	1 Portion (300 g)	14	5
Pizza	1 Portion (350 g)	35	12
Quiche, Zwiebelkuchen etc.	1 Portion (200 g)	28	9
Ravioli, Tortellini	1 Portion (300 g)	19	6
Risotto	1 Portion (200 g)	7	2
Spaghetti Bolognese	1 Portion (300 g)	13	4
23. Fast Food			
Apfel-, Kirschtasche	1 Stück (80 g)	13	4
Big Mac	1 Stück (267 g)	29	9
Cheeseburger	1 Stück (117 g)	13	4
Chicken Mc Nuggets	6 Stück	12	4
Fish Mac	1 Stück (144 g)	20	7
Gemüse Mac	1 Stück (200 g)	20	7
Hamburger	1 Stück (103 g)	9	3
Milchshake, (vanille, klein)	1 Becher (240 ml)	8	3
Pommes frites	1 Portion (100 g)	17	6

Lebensmittel	Portionsgröße	Fettgehalt pro Portion Fett (g)	Fettaugen (gerundet)
24. Nachspeisen und Speiseeis			
Eiscreme	1 Kugel (75 g)	8	3
Frucht-, Wassereis		0	
Fruchtkaltschale		0	
Kompott, Apfelmus		0	
Milcheis	1 Kugel (75 g)	2	1
Mousse au chocolat	1 Portion (150 g)	20	7
Pudding, Milchreis	1 Portion (150 g)	6	2
Rote Grütze, Götterspeise		0	
Softeis	1 Portion (50 g)	3	1
Tiramisu	1 Portion (150 g)	17	6
25. Kuchen und Gebäck			
Berliner, Krapfen	1 Stück (60 g)	8	3
Blätterteigteilchen, gefüllt mit Früchten	1 Stück (100 g)	9	3
Blätterteigteilchen, gefüllt mit Nuss	1 Stück (100 g)	14	5
Butterkuchen, Streuselkuchen	1 Stück (60 g)	10	3
Hefeteilchen, Plundergebäck (mit Früchten, Quark, Pudding etc.)	1 Stück (100 g)	4	1
Hefezopf	1 Stück (70 g)	6	2
Käsekuchen	1 Stück (100 g)	8	3
Marmor-, Schoko-, Sandkuchen, Rührteig	1 Stück (70 g)	12	4
Obstkuchen, gedeckt, Mürbeteig	1 Stück (100 g)	8	3
Obstkuchen, Hefeteig	1 Stück (100 g)	3	1
Obstkuchen, Rührteig	1 Stück (100 g)	12	4
Obsttorte, Biskuitteig	1 Stück (100 g)	6	2
Sahnetorte	1 Stück (120 g)	25	8
Windbeutel mit Sahne	1 Stück (100 g)	19	6

Lebensmittel	Portionsgröße	Fettgehalt pro Portion Fett (g)	Fettaugen (gerundet)
26. Kekse			
ABC-Kekse, Russischbrot		0	
Butterkekse	5 Stück	2	1
Butterkekse, mit Schokolade	3 Stück	3	1
Doppelkeks, Prinzenrolle	1 Stück	5	2
Eiswaffeln		0	
Löffelbiskuits		0	
27. Süßigkeiten			
Bonbons, Kaugummi		0	
Dragées und Nüsse mit Schokoüberzug	1 Portion (30 g)	9	3
Fruchtgummi		0	
Lakritze		0	
Marzipan	1 Portion (50 g)	9	3
Milchschnitte und Co.	1 Stück	9	3
Mohrenkopf	1 Stück (20 g)	3	1
Nougat	1 Portion (50 g)	10	3
Popcorn, Puffreis	1 Portion (50 g)	2	1
Pralinen (im Durchschnitt)	1 Stück (12 g)	3	1
Schaumzucker, Marshmallows		0	
Schokolade (im Durchschnitt)	1 Riegel (18 g)	6	2
Schokoriegel (im Durchschnitt)	1 Stück (60 g)	16	5
Toffee (im Durchschnitt)	1 Stück (5 g)	2	1
28. Salzige Snacks			
Chips	1 Portion (25 g)	10	3
Flips	1 Portion (25 g)	9	3
Käsegebäck	1 Portion (50 g)	19	6
Reisgebäck	1 Portion (50 g)	4	1
Salzstangen, -brezeln, -gebäck, Kräcker	1 Portion (50 g)	3	1

Lebensmittel	Portionsgröße	Fettgehalt pro Portion Fett (g)	Fettaugen (gerundet)
29. Getränke			
Bier, alkoholfrei		0	
Fruchtsaft und Fruchtsaftgetränke		0	
Kaffee, Getreidekaffee		0	
Malzbier		0	
Mineralwasser		0	
Softdrinks und Limonade		0	
Tee		0	
30. Alkoholische Getränke			
Altbier	0,3 l	0	2
Bier, light	0,3 l	0	1
Hefeweizen, Kristallweizen	0,5 l	0	5
Likör	5 cl	0	2
Obstwein, Apfelwein	0,25 l	0	2
Pils	0,3 l	0	3
Rotwein, Weißwein, Sekt	0,25 l	0	5
Sherry	5 cl	0	2
Spirituosen (30-40 Vol. %)	2 cl	0	2
Starkbier	0,3 l	0	5
Weinschorle	0,25 l	0	2

Literaturempfehlungen

In »Endlich frei von Diäten« haben Sie eine Menge neuer Informationen erhalten. Aber kein Buch kann so umfangreich sein, dass alle Details zu allen Spezialgebieten darin enthalten sind. Wenn Sie also noch mehr wissen wollen, dann habe ich noch ein paar Buchtipps für Sie.

Für fettbewusste Esser

Meine Kollegen Dr. med. Thomas und Birgit Ellrott haben zwei tolle Bücher verfasst, die allen wirklich helfen können, sich zum perfekten »Fettdetektiv« zu entwickeln. Das Buch »Fettfalle Supermarkt« durchstöbert die Lebensmittel und gibt praxisnahe Tipps, wieviel Fett in einzelnen Produkten enthalten ist und welche anderen Produkte man im Austausch wählen könnte. Für Freunde der schnellen Küche haben sie in »Fettfalle Fast Food« alle Produkte der Systemgastronomie unter die Lupe genommen, den Fettgehalt notiert und vorzügliche Empfehlungen gegeben, wie sich in Schnellrestaurants gut und fettbewusst speisen lässt. Beide Bücher sind im Verlag Umschau/Braus erschienen und kosten jeweils 10 Euro.

Für alle, die es ganz genau wissen wollen

Ein sehr umfangreicher Tabellenband mit Nährstoffangaben für über 2500 Lebensmittel und Gerichte ist inzwischen in der 11. Auflage erschienen. Das spiralgebundene Buch heißt »Kalorien mundgerecht« und ist im Verlag Umschau/Braus erschienen (11.80 Euro).

Für Eltern, die mit ihren Kindern konfliktfrei essen möchten

»Mama, ich möchte Spaghetti!« – »Aber doch nicht schon wieder!« – »Doch, etwas anderes mag ich nicht!« Streitereien wie diese kennt jede Mutter (und jeder Vater). Darum habe ich ein kleines Buch mit dem Titel »So macht Essen Spaß« geschrieben, in dem Eltern erfahren, wie ihre Kinder essen lernen, warum Konflikte am Familientisch entstehen können und wie Mutter oder Vater den Kindern den »richtigen Geschmack« beibringen kann. Das Buch ist im Beltz-Verlag erschienen und kostet 12 Euro.

Für Eltern mit »kräftigen« Kindern

Viele Mütter sind ratlos, wenn ihre Tochter oder ihr Sohn nicht nur »kräftig«, sondern dann auch übergewichtig werden. Mit guten Worten wie »Iss nicht soviel« ist da wenig auszurichten. Darum haben drei Professoren in Göttingen, München und Luton (England) mit ihren Teams das 10-Wochen-Programm »PowerKids« entwickelt. PowerKids ist ein tolles Spiel für die ganze Familie, das richtig Spaß macht – und die Pfunde schmelzen lässt. Den PowerKids-Koffer mit allen Unterlagen gibt es beim AOK-Verlag in Remagen. Unter www.powerkids.de können Sie sich mehr Informationen holen und den Koffer auch bestellen (30.90 Euro). Im Koffer liegt auch ein Video-Band, auf dem die Ärztin Dr. Franziska Rubin, die alle Kinder aus dem Kinderkanal kennen, die Wochenprogramme erklärt. Geeignet ist das PowerKids-Programm für Kinder zwischen acht und 12 Jahren. Wer »Endlich frei von Diäten« gelesen hat, weiß, warum PowerKids die Kinder motiviert, »Fettzies« zu sparen, aber auch »Schlaffies« zu vermeiden. Es ist ein kindgemäßes Programm mit gutem Erfolg, wie Untersuchungen von Prof. Berholdt Koletzko in München bewiesen haben.

Für alle, die gerne kochen

Ewald Braden leitet die Kasinos der Allianz AG in Stuttgart. Er verpflegt nicht nur täglich tausende Menschen, er hat auch brillante Rezepte komponiert, mit denen sich bekannte Alltagsgerichte mit weniger Fett zubereiten lassen. Eine Sammlung seiner vorzüglichen Rezepte »mit weniger Fett« ist in der PfundsKur-Reihe beim Hampp-Verlag erschienen. Ewald Braden gibt immer an, wieviele »Fettaugen« die normale Rezeptur hätte und wieviele »Fettaugen« seine Rezeptur tatsächlich hat. Da ein Fettauge für drei Gramm Fett steht, ist unschwer zu erkennen, wieviel Fett in der Küche gespart werden kann – ohne, und das ist wichtig, dass der Geschmack darunter leidet. Das PfundsKur-Kochbuch von Ewald Braden ist für 12.90 Euro zu bekommen.

Essen rund um den Globus

Warum essen wir Rind, aber keine Katze? Das ist keine dumme Frage, sondern höchst spannend und aufschlussreich, was der renommierte US-Professor Marvin Harris dazu und zu vielen anderen Essgewohnheiten herausgefunden hat.

»Geschmack und Widerwillen. Die Rätsel der Nahrungstabus« heißt sein Buch, das unterhaltsam, aber informativ zugleich durch die internationalen Küchen führt und erklärt, wie Vorlieben und Abneigungen entstehen. Die vergnügliche Reise an die Esstische dieser Welt ist im Verlag Klett-Cotta erschienen und kostet 22.50 Euro.

Die Psychologie von Essen und Trinken

Meine amerikanische Kollegin Alexandra Logue hat ein dickes Buch mit über 500 Seiten verfasst. Es ist eine spannende Lektüre, nicht ganz leicht zu lesen, die über das vielfältige Gebiet der Psychologie von Essen und Trinken informiert. Von evolutionsbiologischen Themen bis hin zu Essstörungen reicht die Themenpalette. Unwillkürlich fragt sich jede Leserin und jeder Leser »Wie ist denn das bei mir?«, wenn Logue über spannende Forschungsergebnisse berichtet. So fördert das Buch auch die Selbsterkenntnis und lässt die eigene Beziehung zu Essen und Trinken überdenken. In deutscher Übersetzung (und mit einem Vorwort von mir) ist das Buch »Die Psychologie von Essen und Trinken« im Spektrum Akademischer Verlag erschienen und kostet 14.95 Euro.

Ernährungspsychologie – eine Einführung

Mein Kollege Joachim Westenhöfer und ich haben vor wenigen Jahren diese Einführung in die Ernährungspsychologie geschrieben. Auch dieses Buch – inzwischen in der 2. erweiterten Auflage – ist ziemlich umfangreich. Gedacht für Leser, die sich intensiver über ernährungspsychologische Fragestellungen informieren möchten. Es beginnt mit der Frage »Warum essen wir das, was wir essen«, geht auf gestörtes Essverhalten sein, beschreibt die moderne Übergewichtsforschung und beleuchtet die Probleme der Ernährungsberatung. Das Buch ist bei Hogrefe – Verlag für Psychologie erschienen und kostet 36.95 Euro.

Stichwort: Adipositas

In einem kleinen Bändchen haben mein Kollege Thomas Ellrott und ich den gegenwärtigen wissenschaftlichen Erkenntnisstand zur Adipositastherapie dargestellt. Das Buch richtet sich vornehmlich an Kollegen aus dem Gesundheitssektor, die mit übergewichtigen Patienten zu tun haben. Ich glaube, es ist aber auch für spannend für interessierte Laien, die ihr Wissen vertiefen wollen. In der zweiten Auflage erschienen im Thieme-Verlag (17.95 Euro).

Internet: Wer fragt, bekommt Antworten

Das Internet macht es möglich, auf seine Fragen rasch Antworten zu bekommen. Die Fachgesellschaft für alle Ernährungsfragen ist die Deutsche Gesellschaft für Ernährung e.V. in Bonn. Unter www.dge.de gelangt man auf die Homepage und kann Informationen abrufen. Für (fast) alle Bundesländer gibt es dort Sektionen mit eigenen Internetseiten, die man anklicken kann, um regionale Informationen zu erhalten.

Unter www.slimnet.de erreicht man das führende Online-Training für Gewichtsbewusste. Alle Fragen werden kompetent durch einen E-Mail-Service beantwortet.

Und wer mich etwas fragen oder mir seine Meinung über das Buch »Endlich frei von Diäten« schreiben möchte, der tippt volker@pudel.de ein und schreibt mir eine Mail, für die ich mich schon jetzt ganz herzlich bedanke.

Register

A

B

D

E

F